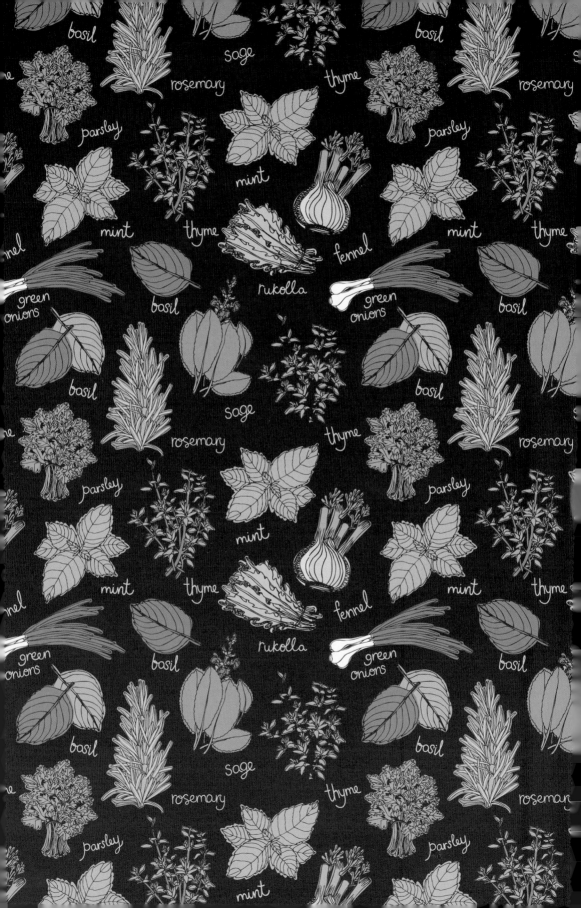

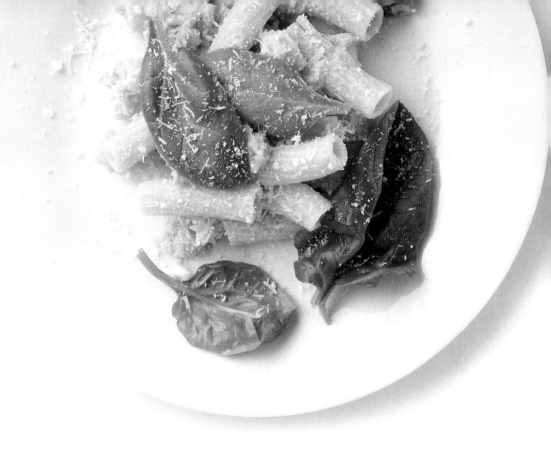

食愈力：一位癌愈者的私房餐

食疗系料理家　沈曼江◎著

浙江科学技术出版社

她的料理，
不会因为养生而牺牲了
美食该有的每一项要素

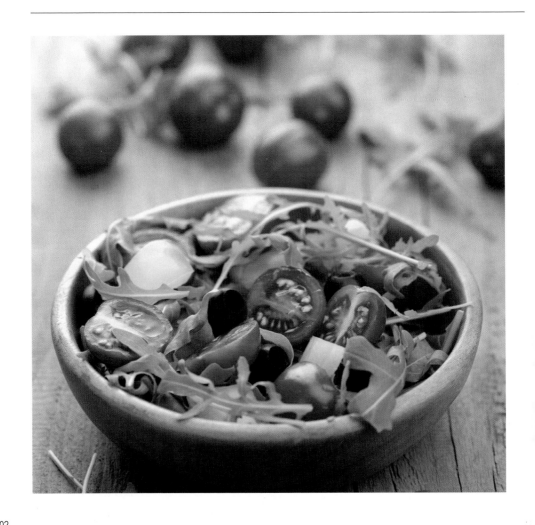

许多朋友知道我很讲究吃，不敢说自己是美食主义者，但味蕾似乎真的比一般人敏锐。因为我的高标准，所以一般我认为好吃的东西，都会被身边的人认可。只是非常惭愧，我吃东西真的从没考虑过健康或养生，而且我必须诚实地说，这对我来说是"知易行难"的一件事。

曼江在我诸多朋友中，无疑是美丽、智慧与贤惠的化身，她的热情也是具有感染力的，我第一次打毛线就是因为她发起的一个爱心活动，害我打到半夜三四点，因为停不下来，呵呵。

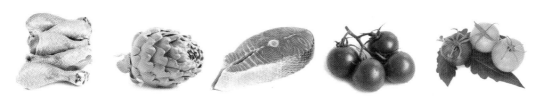

言归正传，她是非常有爱心，也超爱朋友的人，常会叮嘱我们去做身体检查等，而她的这本书让我写序，我实在有点"小为难"，因为直觉认为养生和不好吃好像是画上等号的，但吃过几样曼江为我们做的养生餐，我改观了——这些养生餐不仅养生，更是美味可口。吃要吃得健康，但也要吃得优雅、吃得美味，正所谓色、香、味俱全。我欣赏曼江对书中每一道餐点的严谨，及她处理食材的认真！不会因养生而牺牲了美食该有的每一项要素，我这个懒人建议曼江能不能直接开这样的店，我会更乐意，还是干脆我开一家好了，呵呵。

希望大家真的能够吃得健康，活得自在，祝曼江的书大卖！

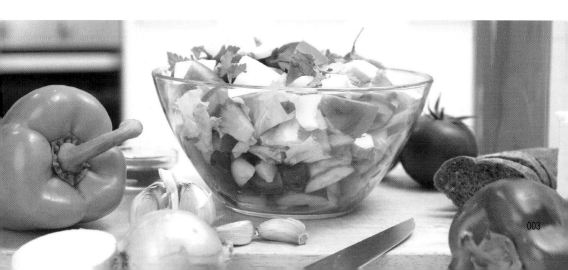

懂吃，只需要嘴刁；
懂得下厨，除了嘴刁，
还需要天分！

别看曼江长得细致，骨子里的个性却像个直率的男人，也因为这样的个性，我们成为无话不谈的好朋友。尤其她对厨艺与美食的讲究，也让身为厨师的我印象深刻。听说她不远千里探寻美食，以及因为想学得其中诀窍，请来餐厅的主厨询问并认真做笔记的事。这样的认真只为了亲自为自己所爱的人下厨，可见她是个非常重视家庭的人。正因为这样的重视，我也常会接到她为了做好一道料理而打来的询问电话。

懂得吃，其实不难，只要餐厅够多，自然能够品鉴其中差异，而懂得吃又会做，这不仅需要有一张刁嘴，还需要一双巧手，更要具备融会贯通的厨艺。别以为做菜不用动脑筋，上乘美食讲究色、香、味，而创意与厨艺同样重要，我在曼江的身上看到了这样的天分。

这本书展现了她的厨艺，也展现了她强韧的生命力，以过来人的姿态分享了她的食养料理。俗话说："生病，只为一张嘴；健康，也只靠一张嘴。"能充分运用好食材，无疑是拥有健康最直接有效的方法，希望这本书既分享美食，又能提供给你保养身体的好点子。

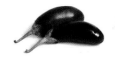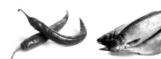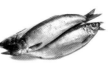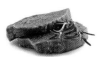

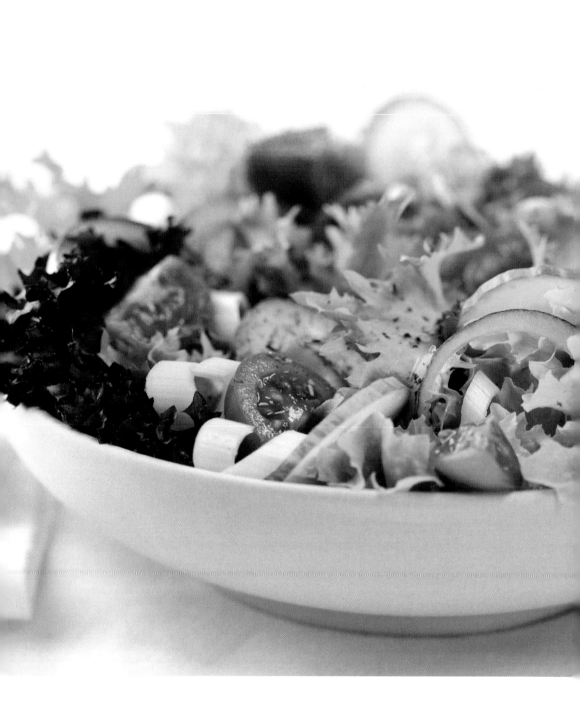

沈曼江

病痛的**礼物**

——献给正在经历一段身心煎熬时光的朋友

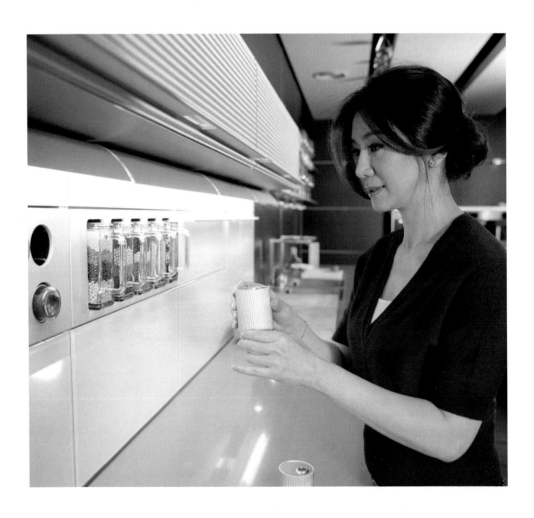

一直很感谢老天爷的眷顾，不管是成为我父母的女儿，还是遇到一个疼爱我的丈夫。而令我感触最深刻的还是当年的那一场病痛，它让我体会了生命的真谛，重新定义了活着的方向，也因此令我更加珍惜现在所拥有的一切。

现在想起当时，总有一种"都过去了"的释怀，但我从来没有因此而松懈，对于自己与家人的身体，比起从前更细心地照顾，对待任何的病痛都再也不会存在得过且过的心态。很多无法挽救的大疾病是由不曾细心照料的小毛病导致，现在的我面对哪怕再小的病痛征兆都不会掉以轻心。而我的一个闺蜜就没有这么幸运了，她因为工作忙碌而一再忽视身体发出的警报，发现时为时已晚——胃癌晚期，而如果以前，她能多花一点点时间来关心自己的健康，或许结局能够改变，遗憾就不一定会成为生命唯一的句点。

经历病痛时，饱受煎熬的从来不会只是要承受痛楚的身体，还有意志与心灵。而越处在低潮，越要坚定"想要健康"这份信念，告诉自己，认清这些痛楚从何而来，自己究竟在哪个环节出错，导致今天必须承受这样的结果。找到了发病的源头，才能真正地远离病因，甚至摆脱病痛的威胁。这也是许多医生朋友告诉我病痛的"因果关系"，生病绝对不是看病服药这么简单，而是只有从自己的饮食、作息、生活习惯等各方面去审视，才能真正地调整过来。

全世界每天约有 2 万人死于癌症，身体的调养要靠自己

就好像减肥与维持身材，对很多女人来说是一辈子的功课一样，随着年龄的增长，身体机能下降，代谢水平也逐渐下降，绝不仅仅是靠"少吃"就能维持身材。健康需要时刻警戒，时刻关注，因为它会随着身体状态改变而改变，一点点的变化都值得你到医院去检查。专业的检查交给医生，而每天的三餐，是你能为自己的健康所努力的事。

别再为自己的忙碌找借口，没有比生病后所发生的种种问题更棘手，因此试着自己下厨，从源头把关，做健康饮食，把握好调味的度，讲究天然，让生病的身体减少负担，并用摄取的食物调养，慢慢修复。这就是我在这段生病的时光中所获得的最宝贵的启发。只要能对此刻的你产生一点提醒的作用，并且使你的生活产生良性的转变，这些分享就是送给你最宝贵的礼物。如果你此刻正在病痛中饱受煎熬，请一定要坚持下去，从吃好、吃对开始，为自己挽回健康的生活。

献给想要更健康的你！

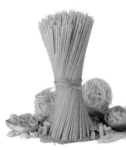

食愈力，
都在每一餐饮食的调养中

    这么多年，经历了这么多生、老、病、死，亲爱的父亲与兄长的接连过世，接着最好的朋友及自己惊险的罹病遭遇，要不是个性使然，对诊断报告怀着一丝怀疑，还有积极面对的个性，或许今天的沈曼江没有办法写这本书与大家分享关于"吃与健康"的重要性。健康其实多来自于每日的饮食，就算毫无想法地吃了某样食物，其影响都会积累起来，成为未来自己必须承受的后果。

    如果能多花点心思去认识食材及它所赋予的意义，或许我们就能在烹调每一餐时，更明白自己除了是家人的厨师，也可以是最贴心的营养师。吃天然原味的食材比较不容易让疾病找上门。我在烹调前总是先了解食材的特性，如何挑选新鲜的食材、哪些食材对应缓解哪些不适。就是这么奇妙，连喝水都要讲究！食材与调养有紧密的关系。

    因为工作的关系，我经常到世界各处去。每次到欧美国家，都会发现这些国家的饮食都有自己的特色。我常到各大知名餐厅学习，希望有一天也能把最好吃的料理端回家里的餐桌上。我是个爱家的人，我希望将自己多年的心得与厨艺的经验传授给大家。以健康之名，让健康的饮食守护每一个朋友。

想养生就要亲自烹调

    许多"上班族"因为工作忙碌不得不成为"外食族"，也间接地将自己的健康托付给他人，他们没有办法掌握店家所使用的食材是否新鲜、食材来源是否有问题、酱料中是否含有化学添加剂、卫生是否符合标准，当你选择到某家店消费，就可能会遭遇这些潜在的危机，美味之后的代价将会是无法预知的后果。

    而当我们无法预测大环境，也无法百分之百掌握或判断时，既简单又安全的方式就是亲自下厨，将这些潜在的风险降至最低，也能为自己与家人的健康做很好的把关。许多人会抱怨下班时间太晚，心里明白却很难实践，但转个念头，你希望因为忙而舍掉自己的健康，在未来都把时间用在看诊或弥补健康上吗？周围有太多的

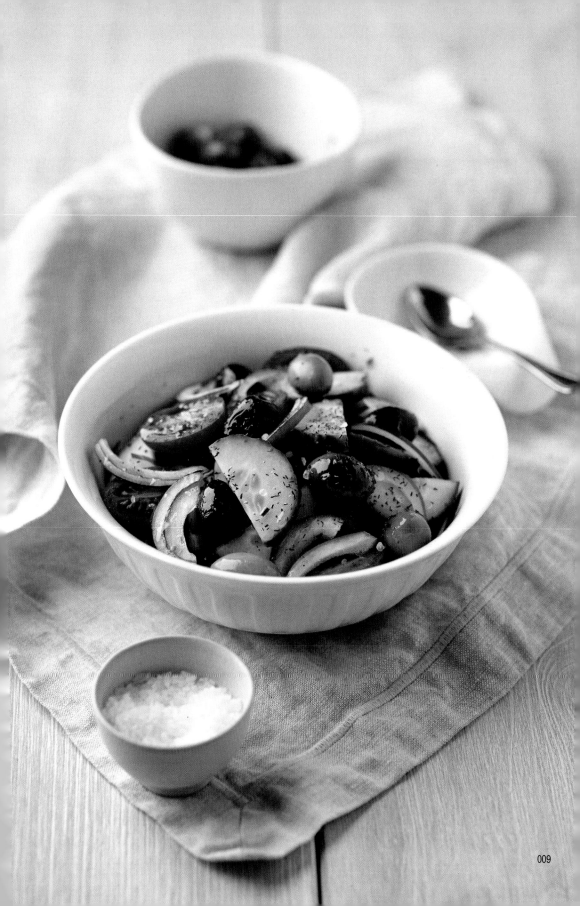

案例，我也是其中一个，而现在你为自己多花一点时间，就能多存一份健康的基础，"食养"就在每日三餐中，甚至是在每一口食物中，唯有亲自下厨才能真正实践养生的理念。

唯有亲自下厨，才能常常变换不同的菜色，也能依照目前的健康状况做好饮食的调整。"外食"虽然简便，但为了要容易下饭或使其卖相好，口味难免会重一些，所以想要同时满足健康与美味，就要找到厨艺的诀窍。做每一道菜时除了按照别人的方式下厨，也要在实践后做自己的笔记，因为每个人的口味不同，要从别人的食谱中找到自己的做菜方式。

如此就能在不断的演练中，缩短下厨的时间，而且会越来越熟练。善用器具来完成料理的步骤，会让你烹调更得心应手。

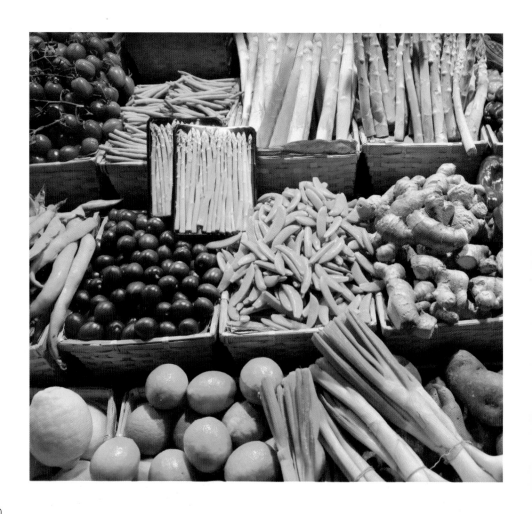

好厨具你应该这样选

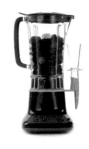

食物料理机

料理机是不可或缺的小帮手，可用于料理前的食材准备工作，如切片、切丝、研磨、搅碎、绞肉、打浆、磨粉等。一般来说，转速及功率是选择的重点，好清洗也是挑选的准则之一，挑选一台好的食物料理机绝对是帮你做好料理的第一步。

锅具

一口好锅要能充分受热并能适合多数炉具使用，因为锅具的材质关系到料理的色、香、味，所以挑一口好锅很重要，而不粘锅更是要注意材质。

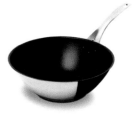

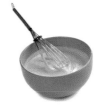

电子秤

用来称量食谱中所需食材的分量，制作料理时，可以精准掌握食材与调味的比例。

搅拌棒（打蛋器）

主要用来将调味料搅拌与混合，亦可用来将蛋打散。

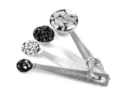

量匙

计算分量的器具，通常用于量取粉状、颗粒状、液体状、膏状调味料的分量。

量杯

计算体积的器具，通常用于量取液体状调味料和食材的体积。

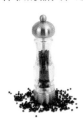

研磨器

将颗粒状食材研磨成粉状，如胡椒粒、海盐、咖啡豆等。

榨汁器

表皮较硬的水果，可对半切开后挤压榨汁，如柠檬、柳橙等。

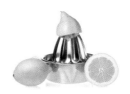

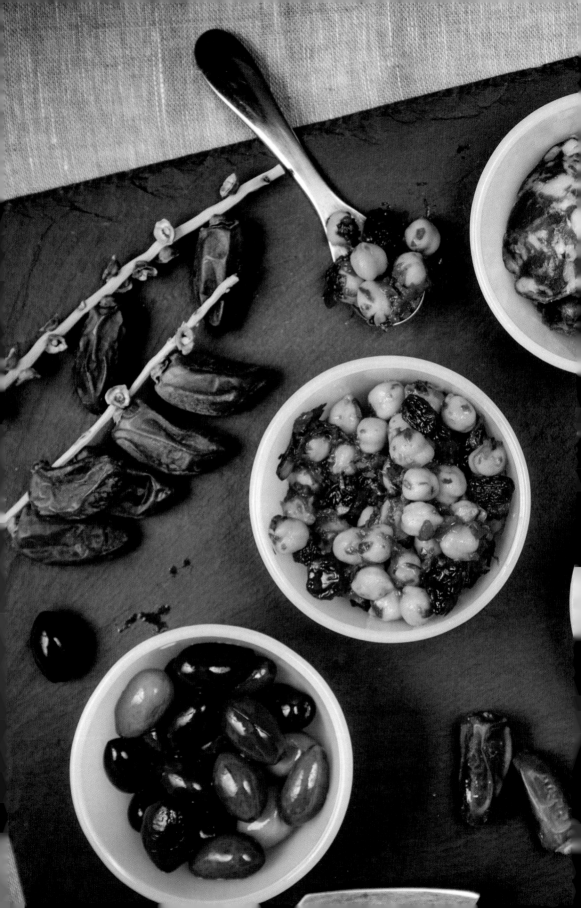

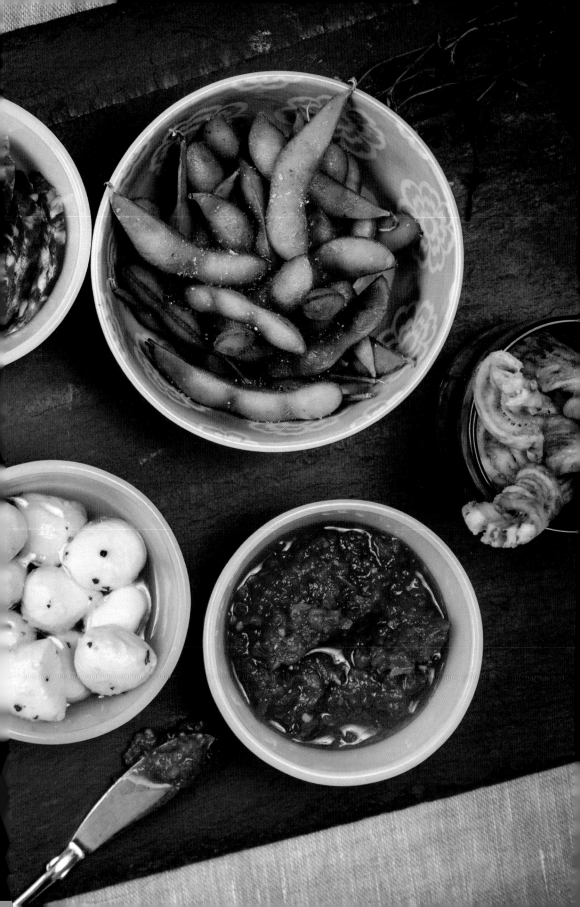

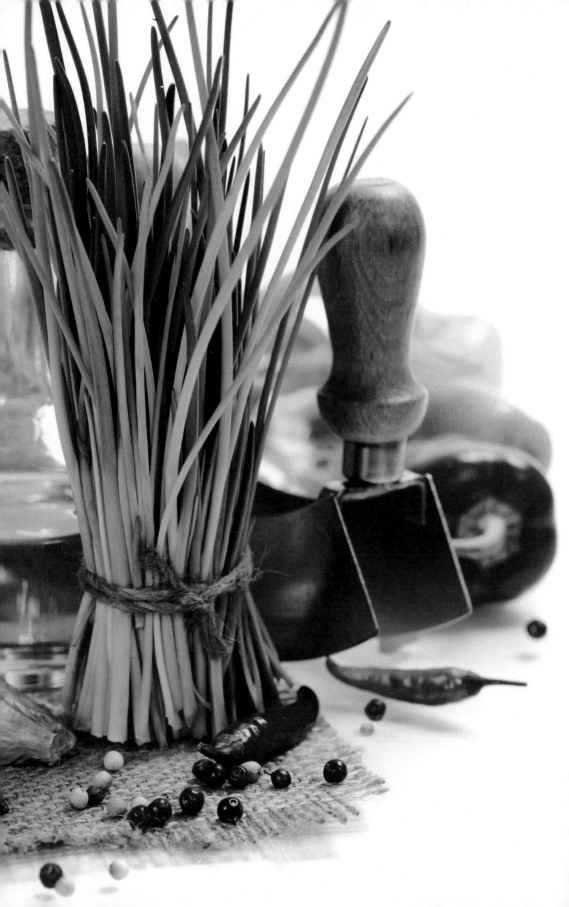

目录

汤

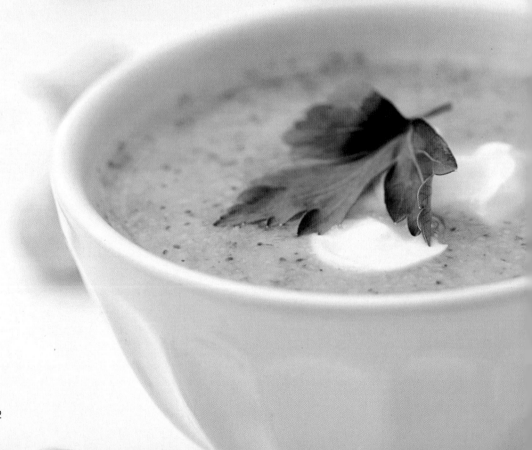

沙拉

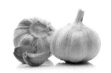

注重养生的我，
却被疾病找上门

怎么也看不好的胃病，原来是子宫内膜癌

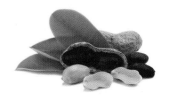

> 平日很注重养生的我，从没想过癌症会突然降临，而且那时我还抱着当妈妈的希望，心里只有一个念头："不行！我不能屈服，我一定要好起来，我还想当妈妈，为我亲爱的老公生个小孩……"

18岁那年，爸爸罹患胃癌过世，家中的巨人倒下了，那种感觉就像电视剧的情节上演，"家道中落"这四个字烙印在似懂非懂的青涩年纪里。曾经那么辉煌的事业，突然间就像多米诺骨牌，相关企业一个个接连遭受影响。父亲因为情绪与资金周转压力的双重打击，终于被病痛击倒离开了人世，巨人倒下之后，家族事业也跟着黯淡落幕。父亲生前的焦虑，我在多年后才真正体会到。以事业为重的父亲是个工作狂，常常不按时吃饭，又经常喝酒，不良的生活习惯一点一滴养成，久而久之对身体造成了伤害。

胃剧烈疼痛了，才知事态严重

父亲以前常常闹胃痛，但总是吃药了事，一直到疼痛的状况越来越剧烈，这才决定接受深入检查，谁知这一检查，结果竟然是噩耗——胃癌晚期。医生宣告后，父亲几乎只剩下准备交代后事与处理遗嘱的时间，他过世那年七十几岁，我才刚满18岁，在我还需要父亲的呵护与照顾时，他却带着遗憾离开了我。原以为这样的剧情在人生里发生一次就够

深刻了，谁知道后来我最亲爱的大哥也罹患了淋巴瘤，而大嫂跟着罹患大肠癌，相继过世。但我那时仍没意识到癌症对自己的威胁高于其他人（注1），只是觉得家人的运气不好，接连生病、过世，忙着悲伤，却没有警觉。

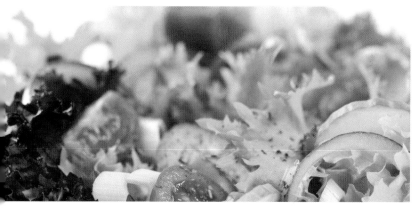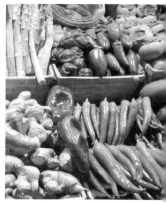

　　婚前有一阵子忙于事业，那时光投资的餐厅就有两三间，忙碌与应酬让我疏于照顾自己的身体，有时连早餐都没有吃就开始工作。生病以后，听到医生的告诫并且自己看了一些书才知道，"吃早餐"有多么重要，这是一天之中身体健康运作的开始。由于常常不吃早餐，胃开始出现毛病，常常会没来由地疼痛，有时忍着胃痛，那时的我常常这样安慰自己："可能是饮食不正常导致胃痛，多休息，好好吃一顿补回来就好了。"后来在美国有一次真的痛得受不了，才去做检查，但也没检查出什么端倪，医生认为只是肠胃的毛病，给我开了一些止痛药。我也以为按照医

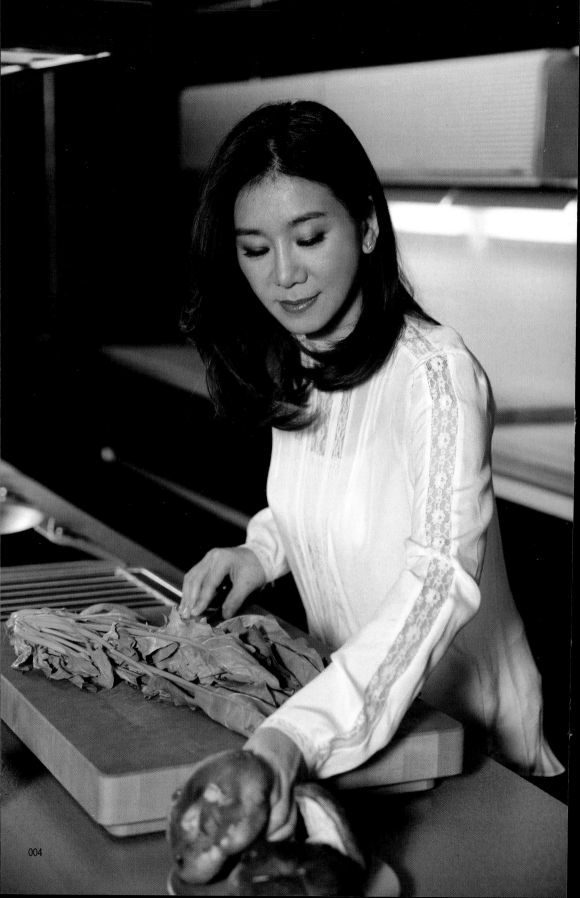

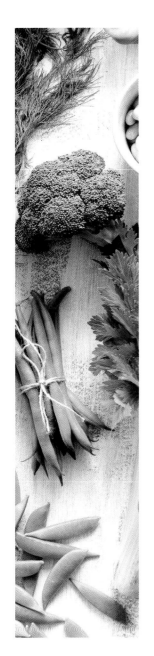

嘱吃吃药就会好的。胃痛只是身体的一个信号，过了一阵子，我发现胃痛的情况并没有改善，后还出现生理期经血出血量大，造成严重贫血。一般正常的血红蛋白是 12，我当时的血红蛋白却降到 5.6。我意识到自己身体的异常，于是又先后看了 5 个医生，想要确认身体究竟出了什么毛病。从检查报告中得知，我得了子宫内膜癌 0 期，这消息对于仍想怀孕的我，无疑是晴天霹雳！医生建议将子宫整个儿拿掉，但我仍怀着一线希望，跟医生坦诚我想要保留子宫的意愿。还想生小孩的念头让我变成超级配合的病人，因为不服输的个性使然，我选择积极面对患病的事实，并且改变生活及饮食习惯。所有癌症病人该配合的事，我一样没有落下，即使现在已完全缓解，我也积极定期复查。

注 1

　　家族中只要有人罹患癌症，就表示该家族成员罹患某些癌症的概率高于一般人。日本一项研究证实，癌症具有遗传性，因为相似的生活环境与习惯，容易让一同生活的家族成员出现相同的癌症，所以当家族中有人患癌症，家人都需要跟踪随访。举拿破仑家族的例子来说，拿破仑的祖父、拿破仑的父亲、拿破仑的兄弟姐妹及拿破仑本人，都是因为癌症过世，但这个案例并非绝对，要提醒大家注意的是有癌症家族史者患癌的机会比一般人多。

害怕看医生，
结果连最后救命的机会也失去

身体的小症状貌似没有什么大问题，却往往会引发大疾病，"幽门螺旋杆菌"乍听之下没有威胁性，却早已为患者本人与其家属埋下高风险的"健康地雷"，一旦发作——若除菌不成功，就可能会罹患癌症。

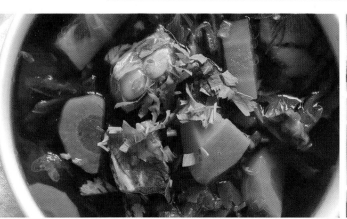

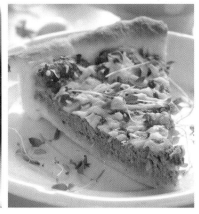

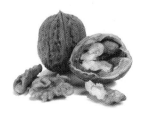

我一直觉得自己很幸运，总是受到命运的眷顾，但我的闺蜜朱文苓就没有这么好运了。每每讲起她的故事我总是感到惋惜与不舍，她也是常闹胃痛的女强人，不喜欢吃青菜，爱吃肉，喜欢喝酒交际，因为怕打针而逃避去医院就诊。只要跟文苓碰面，我总会以过来人的经验提醒她，别忽略身体传达的疼痛信号，因为身体不会没有原因就疼痛起来，好像机器若有一颗螺丝松掉，就有可能导致整个机器毁坏而无法运转。

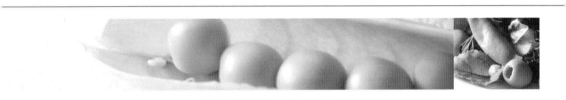

拖，不会让疾病好转

　　身体的小症状貌似没有什么大问题，有时易引发大疾病。文苓认为胃痛这样的小毛病是不需要去医院的，所以总是自服止痛剂来解决胃部的不适。后来因为我们都忙，有一阵子没有碰面，但只要一碰面我就会唠叨一番，这样来来回回，又拖了好几年。每次见面，她总是会告诉我，身体的状况没有好转，反而越来越严重。之后她进医院的原因是无法正常排泄，而是直接从嘴巴里面吐出来。我劝了她不下六次，可我每次要陪她去医院，她总是不愿意。最后总算敌不过疼痛的煎熬，她才决定乖乖就诊。她去医院做了彻底检查，没想到检查报告一出来，她就被诊断为胃癌的晚期。宝贵的生命，就这样拖掉了！若是当初她听我一声劝，或许也不会枉送自己宝贵的生命。我回忆起她第一次开完刀后我到医院探望她的情景，她是个生命力很强的人，却对我说："早知道要挨一刀，不如挨一针。"她是个非常怕打针的人，但她终于体会到，若当时挨一针，总好过最后挨了刀也无法挽回宝贵的生命。而这些感悟，若我回到 18 岁，也许会同样地不能体会。人就是这么奇怪，当开始生病了才开始注意该怎么挽回健康，而不是在健康的时候想想自己该怎么保持健康。承受了病痛才能领悟，无病无痛是多么难得的事。

别小看幽门螺旋杆菌的杀伤力

另一个有相同境遇的朋友，是与我从小一起长大的"手帕交"，也是 38 岁时年纪轻轻就患癌，40 岁过世，从发现到过世，时间非常短。但这个朋友与文苓不同，她注重养生，也没有那些可能导致患病的生活习惯，只是她容易紧张且经常肠胃不适，无论是不按时吃饭还是吃得过饱都会胃痛。起初，她也服用一些制酸剂，试图缓解疼痛的状况，后来疼痛加剧，检查出幽门螺旋杆菌感染，但她没有积极地接受治疗，以至于演变成慢性胃炎。又过了两年，她因胃痛接受治疗，才发现已罹患胃癌，并且到了晚期，这是她没料想到的事。

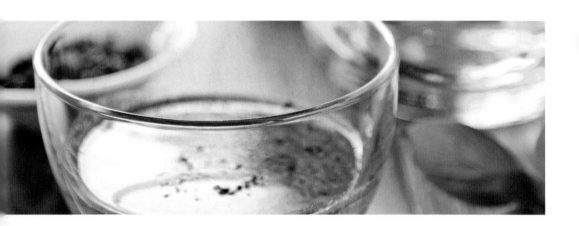

幽门螺旋杆菌，乍听之下没有威胁性，却早已为患者本人与其家属埋下高危的"健康地雷"，一旦发作——若除菌不成功，就可能会罹患癌症，80% 的胃癌患者的胃中都发现它的踪影。幽门螺旋杆菌通常是经由共用餐具传播，因此当家人中有幽门螺旋杆菌感染者，建议全家接受治疗，如此才能解除潜在的健康危机。

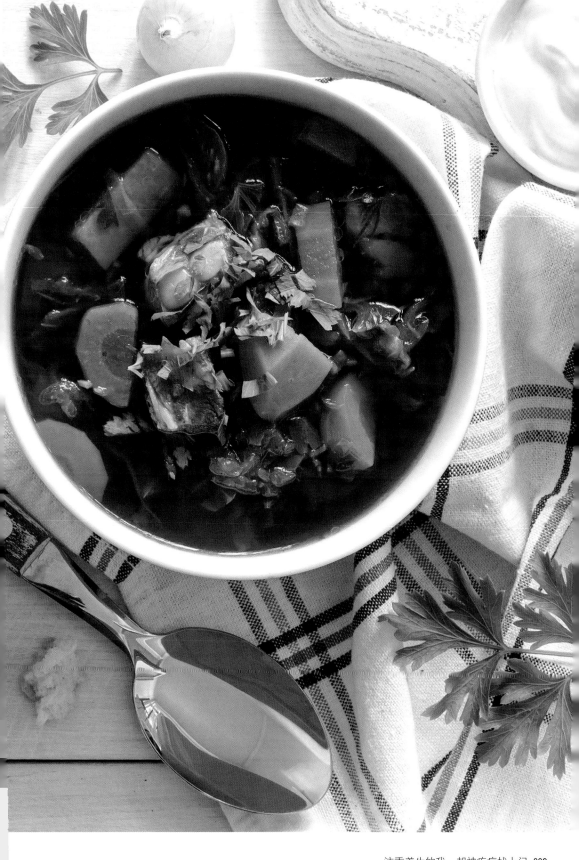

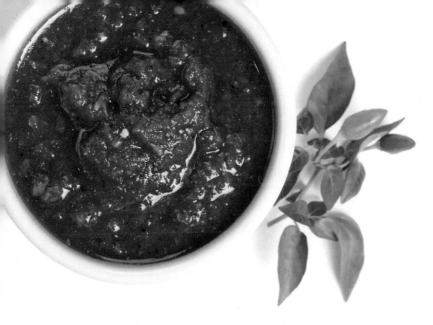

生病了！
口味要适应身体的转变

我曾在日本留学过一段时间，发现日本人对养生这件事非常注重，不仅饮食尽量清淡，还讲究天然手作，从源头去实践养生。日本百岁以上老人多达2.5万人。这是一个很惊人的数字！从中透露的长寿的秘密就包含了健康饮食的观念。

吃出疾病，吃出长寿

每天三餐都要吃，而且千万不能随便吃，要清楚自己身体的状况，知道自己该吃什么、怎么吃，才能越吃越健康。我年轻的时候想吃什么就吃什么，除了怕胖，多半不会注意怎么吃最健康，都是先满足口腹之欲，再来承受后果。但随着年龄增长，吃东西也越来越有原则，如以前爱吃咸酥鸡，尤其是炸鸡屁股与鸡皮，但现在会顾忌油炸的食物对身体有不好的影响，能少吃尽量少吃。我约束自己一年只能放纵一次吃臭豆腐、咸酥鸡之类的食物，原因无他，只为了健康。

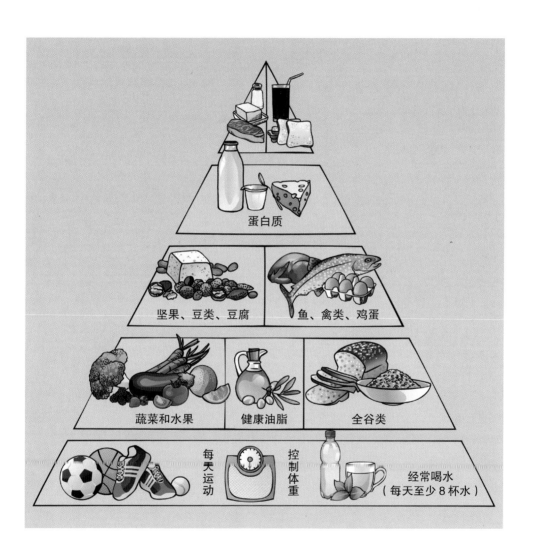

许多朋友看到我的身材总是投以羡慕的眼光，以为我为了维持身材而节食，其实我只是吃东西讲原则，并不是节食——吃饭只吃七分饱，并且口味清淡，尽量吃原味。只要吃对了，既能气色好，又能让身体机能正常运转，发挥正常代谢水平，自然而然就会保持窈窕的身段，可见吃"好东西"有多重要。以为吃"好东西"就是要吃精致食物？大错特错。要多吃"粗粮"、"黑色食品"、"高纤维蔬果"，身体健康，身材窈窕，就是这么简单。

许多人放纵自己的口腹之欲，暴饮暴食，哪里有美食就去哪里吃，所以当食品安全危机出现时，"外食族"开始人人自危，因为长期将自己暴露在不安全的环境中，自然而然会吃出毛病。如果因此罹患某种慢性病而最终一辈子都要"谨盐慎食"，就很不值得了。

想健康，就要吃出食愈力

美国肿瘤学博士雷南曾说："肿瘤的关键是预防，首先从食物开始，适当的饮食，有助于防止肿瘤的发生和促进肿瘤的好转。"采用天然食材烹调，能增强体质与免疫力。

美国农业部（USDA）所公布的美国人均衡营养指南"我的餐盘"指出，健康的饮食包括：蔬菜、水果、全谷类、蛋白质（含低脂乳制品）。

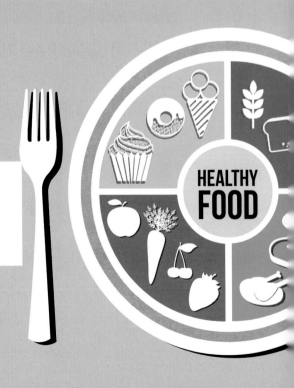

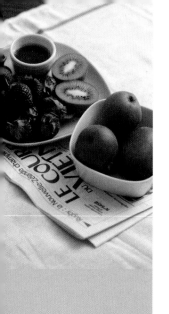

防癌超级食材

- 大　　蒜——每千克体重每天 0.125 克，远离大肠癌。
- 　　姜——每天吃一小杯姜末。
- 芹　　菜——有"食物中的天然药房"称号，增强免疫系统功能，
　　　　　　预防肺癌、乳腺癌、胰脏癌及前列腺癌。
- 胡萝卜——增强免疫系统功能，帮助健康细胞生长，能促进代谢
　　　　　　并防癌。
- 甜菜根——是天然的复合维生素来源，能促进消化、补给营养。
- 芦　　笋——含丰富的维生素A、维生素C、维生素E，预防儿童
　　　　　　近视与心血管疾病，是天然的防癌食材。
- 番　　茄——茄红素能抑制乳腺癌、肺癌及子宫内膜癌细胞生长。
- 草　　莓——溶解毒素，防止细胞异变，预防食管癌。
- 蓝　　莓——营养丰富，降自由基，每天食用半杯蓝莓，可健脑，
　　　　　　增强视力。
- 蔓越莓——富含不饱和脂肪酸、莓酸，能清除幽门螺旋杆菌。
- 樱　　桃——富含活性物质鞣花酸，可解除致癌物的毒性。
- 　　杏——富含维生素 B_{17}，是天然抗癌食材。
- 枸　　杞——富含多糖体，增强免疫系统功能，促进吞噬细胞的吞
　　　　　　噬功能，增加抗体。
- 亚麻子——富含木质素，可以预防肠癌、乳腺癌及前列腺癌。
- 芝　　麻——减少罹患癌症、心脏病的概率。

想要不生病的体质，
就要从食物、营养和预防做起

许多人在生病时才懂得吃天然蔬果的好处，因为食用它们后不会给身体造成额外的负担，如果再注意酸碱的搭配，便能减少"吃错"的概率，这也是治本的方法。遗憾的是，很多人只有生了病，才能体会。

体质其实是后天吃出来的，当然这跟平日的饮食习惯有关。体质虚弱代表免疫力低，身体容易成为病原体的温床，如果不能及时改善体质就容易罹患慢性病或癌症。患癌症后我开始重视一些关于养生的小细节，改变了一些不良的生活习惯，避免熬夜，戒掉"交际的应酬酒"，并且尽力减少情绪的起伏，让自己维持心神安定。另外，运动也十分重要。这些真的不是老生常谈，而是救命的关键。这也是我希望通过这本书分享的观念。

不生病的体质是吃出来的
从异国料理找回健康饮食的态度

认识我的朋友都知道，我喜欢下厨，并且认为唯有亲自下厨才能守护家人的健康，所以从采买到烹调绝不假手他人，就连料理需要搭配的酱料，我也不会贪图便利而买现成的。在我的私房食谱中，都采用天然抗癌的食材，希望能通过不同料理来调养身体，获得所需的营养素，自然地增强体质与免疫力。

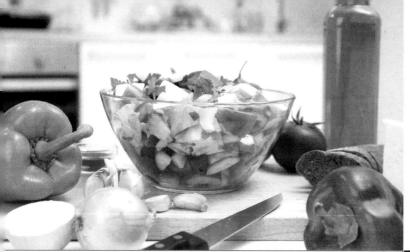

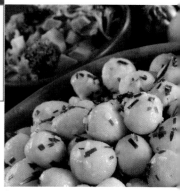

在姜淑惠医生所著的《这样吃最健康》中谈到的食物酸碱性的概念也让我在患癌期间受益良多。许多人在生病时才懂得吃天然蔬果的道理，因为食用它们后不会另外对身体造成负担，如果再注意酸碱搭配，便能减少"吃错"的概率，这也是治本的方法。父母更应该具备这样的观念，只有这样才能帮孩子从小培养不生病的好体质及良好的饮食观点。这种观点是食物不只是好不好吃，还应是怎么才能更好地让自己的身体受益。

在印度，医生并不是高薪的行业，因为印度人很少生病，医生常常招揽不到病人，但是在中国台湾，却刚好相反，看病的人与购物的人一样拥挤。而如果你去过印度就会发现，当地食物的口味并不清淡，就连许多人耳熟能详的咖喱（curry）都是又辣又咸，但为什么印度人能普遍拥有不生病的体质？重点就在十大然。他们的香料与食材都是纯天然的，且入菜的食材以高纤维居多，吃肉的机会少，所以印度人完全不用担心添加物的荼毒。泰国也是如此，料理中常运用柠檬及天然香料，这无形中都在告诉我们"如何让饮食回归到传统天然"。

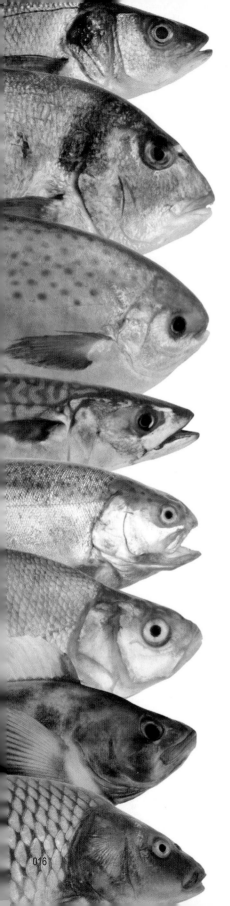

错误的烹调易致癌

许多人不知道，炸过的罗勒食用后就有致癌危机，主要是因为其主要成分丁子香粉通过不适当的烹调方式一再刺激而异变。我们爱吃的"罗勒煎蛋"、"三杯鸡"等凡是使用罗勒炒香提味的料理，其实都一点一滴在向我们自己的身体里"投毒"，可谓"病从口入"！

从现在开始，吃对好食物来调养体质吧！我曾经有个特别的料理经验。有一次在美国朋友家里吃烤肉，它的口感跟别人做的不同，特别软嫩可口。我询问他有什么秘方，他教我如何用菠萝等成分去腌渍。我凭着记忆去揣摩，原本这个配方只需要一片菠萝，我却切了半个，并打碎成菠萝酱，之后让肉片在菠萝酱中浸泡6小时，心想着肉质也许会更软嫩，待6小时后准备要烤肉时，奇异的事情发生了，肉竟然从腌渍盘中"消失"了。此事让我大吃一惊，一旁等着吃烤肉的客人也直呼不可思议。这一次意外的体验让我体会到菠萝中的酶的神奇，也证实它消食的能力，所以吃天然的食材，对我们身体或许有很好的滋养作用。

享用美食，
就要懂得"挑食"

对于食材的挑选越严谨，越能达到美味的目的，只要食材挑得好，烹调就变得简单多了。

美味要从根本做起，因此我对食材的挑选格外重视。若是传统市场采买的话，我一定会跟有口碑的或自己熟识的摊贩购买，长期往来，对方不仅在价格上有优惠，对食材的新鲜度还会格外注意，因为摊贩也需要经营自己的顾客群，甚至有时也能买到时令的食材——是摊贩为朋友特别预留的。一般的蔬果我都会选择到传统市场去采购，海鲜也会到特定的市场及摊位挑选，只有进口食材与香料才会到进口超市去采买，但是就连进口超市我也只选择固定的几家，它们都在我长期筛选与淘汰后订立的"口袋名单"上。

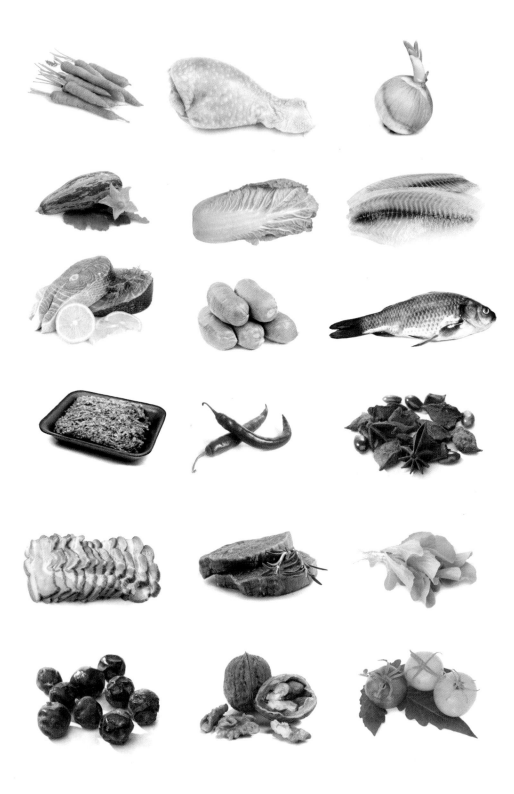

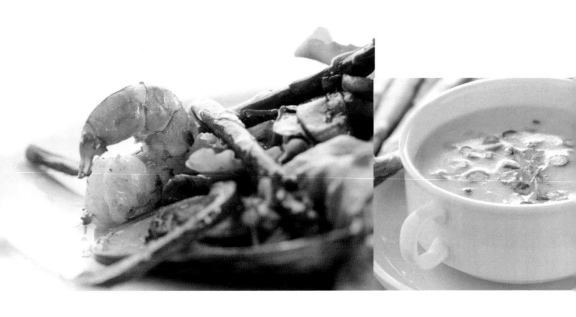

食物酸碱性一览表

食物属性	食物名称
中性食物	蜂蜜、咖啡、茶、白糖、植物油、猪油、白糖、精盐、巧克力、罐头水果
碱性食物	牛奶、蔬菜、柠檬、苹果、草莓、梨、柿子、香蕉、橘子、杏仁、葡萄干、枣、椰子、豆芽菜、豆腐、菠菜、莴苣、胡萝卜、海带、西瓜、南瓜、洋葱、黄瓜、马铃薯、大豆
酸性食物	蛋、瘦肉、鱼类、虾、干鱿鱼、五谷类、梅子、李子、核桃、花生、牡蛎等贝类、精制的淀粉类（如白米、白面包、白面条、白馒头、饼干等）、啤酒、调味料、泡菜、葱、蒜、菇类、豌豆、扁豆、油脂类、奶油、油炸食物、油煎食物

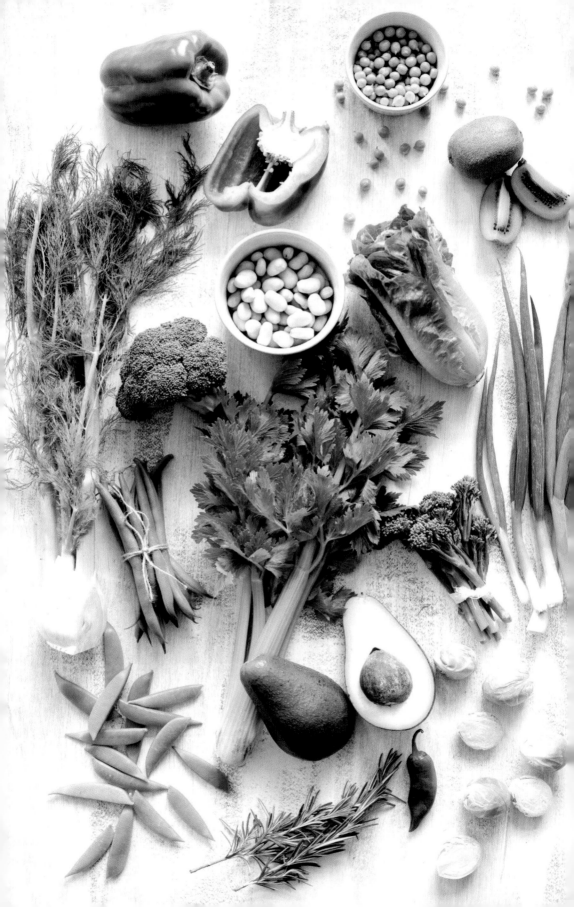

食疗系饮食——
调养出病愈免疫力

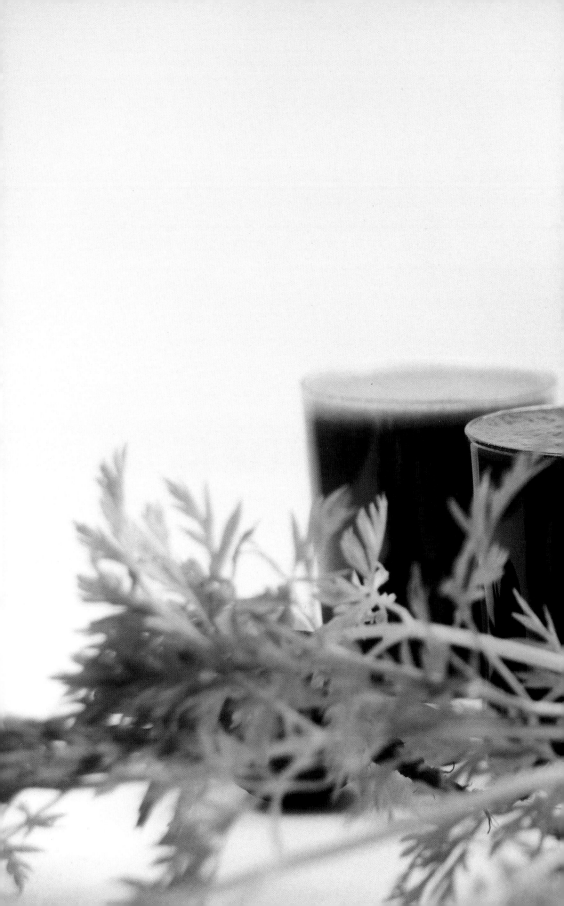

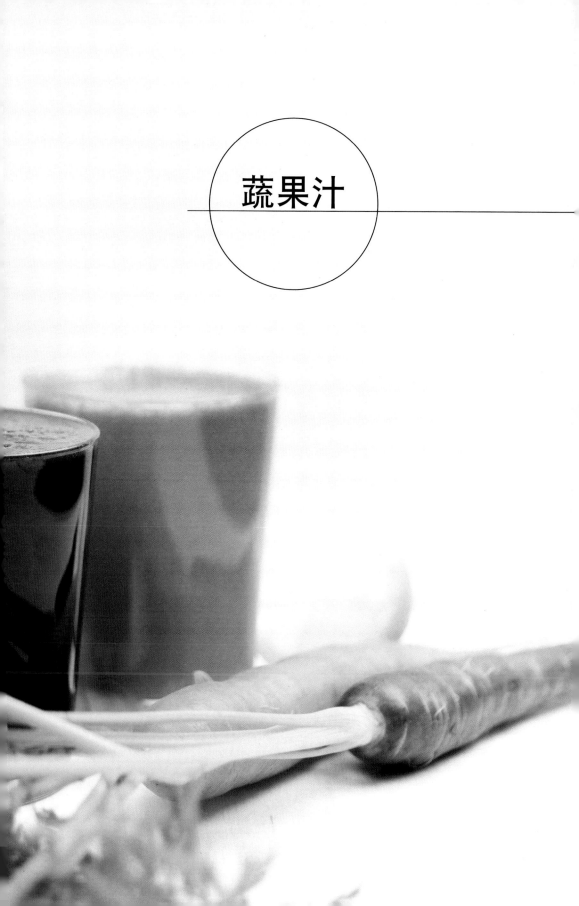

蔬果汁

柠檬麦苗汁

2人份

又称排毒果汁，因为柠檬、小麦苗都算是净化身体的超级食材，所以一起打成汁饮用，能调养身体，改善体质，尤其是小麦苗。患有肾病者例外。

材料

柠檬	1/4 个
小麦苗	50 克
蜂蜜	1/4 杯（60 毫升）
水	400 毫升（水温不可超过 40℃）
冰块	2 个

做法

1. 将柠檬洗净，柠檬清洗的技巧如下所示。将洗好的柠檬切成 4 份，一次取 1/4 个，挤出柠檬汁放入杯中备用。

2. 果汁机中放入 50 克小麦苗，加入 400 毫升水，再加入 2 个冰块，一起打成汁后备用。（因为机器高速转动，高温会破坏叶绿素，所以加入冰块，能减少叶绿素的流失。）

3. 将 1/4 杯蜂蜜加入打好的麦苗汁中，再倒入挤好的柠檬汁，放入果汁机中打 5 秒即可。

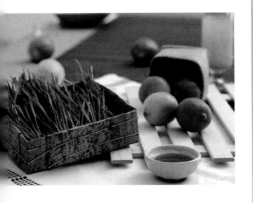

小贴士

A: 柠檬如何清洗最干净？

Q: 柠檬皮薄，外表粗糙凹凸不平，种植的过程中容易遭受虫害，可能会喷洒农药，农药易残留在坑洼处，因此在食用前一定要清洗得当才不会将有害物质吃下去。清洗的重点如下：

1. 清洗柠檬要连蒂一起，千万不要去除柠檬蒂。

2. 不要用洗洁精清洗。

3. 先准备热水，可用温度计测量，保持 40~50℃的水温，然后将柠檬浸泡 10 分钟左右，可去除表皮的农药及蜡（就如同苹果表皮会有苹果蜡一般）。

4. 准备好约 2 匙的食用盐，将浸泡好的柠檬，用手抹盐在其表皮摩擦，能够将表皮的余蜡清除干净。

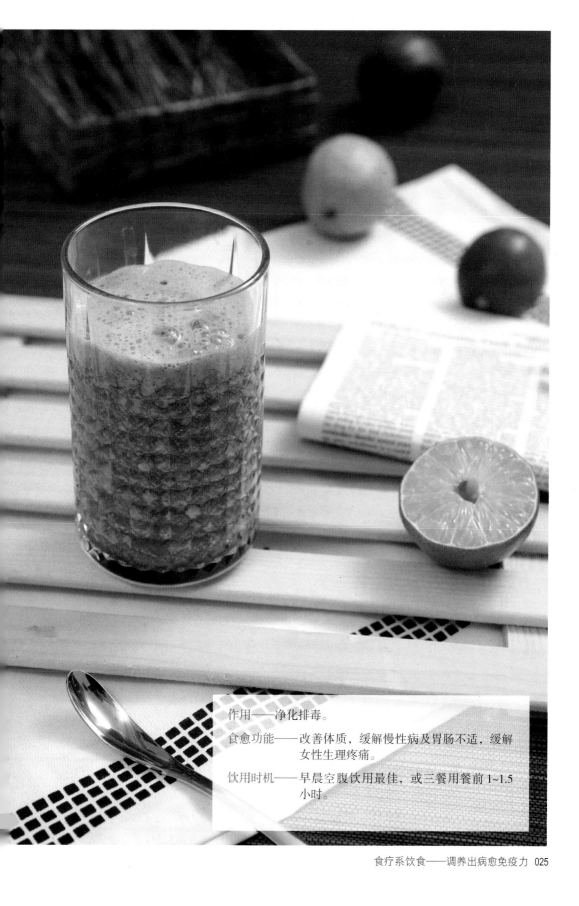

作用——净化排毒。

食愈功能——改善体质，缓解慢性病及胃肠不适，缓解女性生理疼痛。

饮用时机——早晨空腹饮用最佳，或三餐用餐前1~1.5小时。

作用——提升免疫力，抗氧化。

食愈功能——减轻心血管疾病症状，减轻消化系统炎症。

饮用时机——早上空腹或餐后 2 小时。

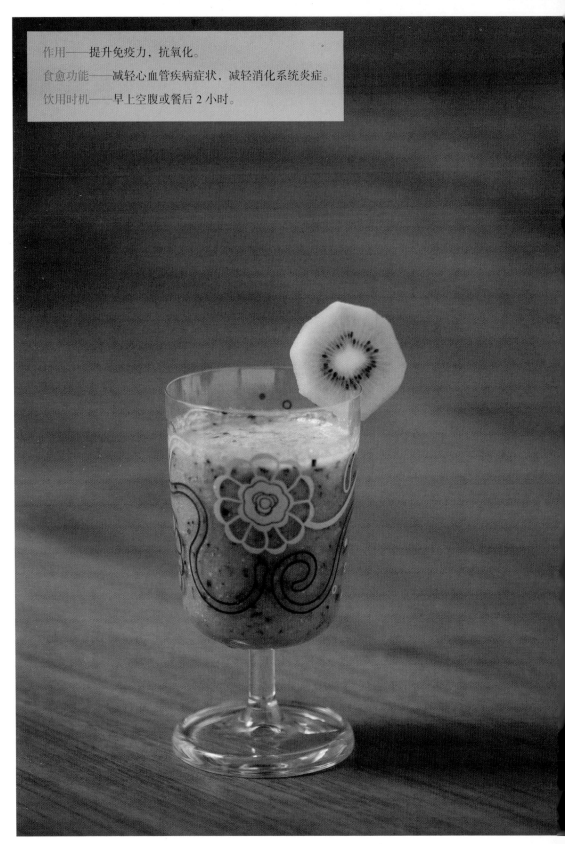

2 人份 # 苜蓿芽蓝莓精力汤

精力汤是由苜宿芽及蓝莓、坚果等超级抗癌食材调制而成。苜宿芽含有多种营养成分，是极佳的高纤食材，而蓝莓富含莓酸。常饮用这种精力汤能调养身体。

材料
蓝莓……………………	约 20 颗
水梨……………………	1 个
杏仁……………………	约 10 个
核桃……………………	约 10 个
苜蓿芽…………………	约 100 克
水………………………	约 400 毫升
蜂蜜……………………	适量

做法
1. 将水梨洗净，削皮后切块备用。
2. 将蓝莓、苜蓿芽洗净，然后将苜宿芽稍微氽烫后备用。
3. 将洗净切好的水梨、蓝莓、苜蓿芽放入果汁机中，加入核桃和杏仁，再加入400 毫升水一同打汁即可。
4. 口感上有股坚果的香气，若喜欢甜一点，可加入适量蜂蜜调味。

小贴士

林杰梁医生曾指出，生苜蓿芽含有刀豆氨基酸，这种物质可能会使哺乳动物的免疫系统丧失调节功能。建议不要生食苜蓿芽，即使要打成果汁，也应该先氽烫一下，食用起来会更安心。

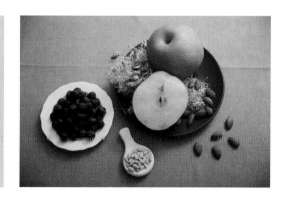

绿豆薏仁养生汤

（8人份）

薏仁是防癌食材之一，而绿豆与薏仁蛋白质含量特别高，但含糖量低，不仅糖尿病人能食用，也是爱美人士提升代谢水平的减重好食物。

材料

绿豆·······················200 克
薏仁·······················200 克
水·······················4000 毫升
黄砂糖水·················1/2 杯（约 120 毫升）

做法

1. 将绿豆和薏仁洗净，放在一旁备用。
2. 准备 1000 毫升水，将绿豆放入水中浸泡 4 小时后将水倒掉。（绿豆泡水，内部的酶才会开始发挥作用，毒素也会在水中释放，所以泡过绿豆的水不可以拿来煮，一定要倒掉，如此才能安全地享用。）
3. 准备 3000 毫升热水，将薏仁放入，以中火煮约 20 分钟。
4. 将泡好的绿豆加入薏仁水中煮 50 分钟即可。熄火后焖一下会更好吃。
5. 喜欢加糖的人可加 1/2 杯黄砂糖水，依自己喜好加减。

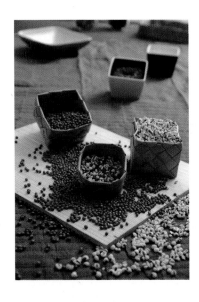

小贴士

Q：如何煮好绿豆薏仁养生汤？

A：将浸泡好的绿豆与薏仁放入电饭锅内锅中，再加入 3000 毫升水，外锅放 1 杯（米量杯）水煮熟即可。

Q：为什么要使用黄砂糖？

A：黄砂糖杂质较少，味道较香，用来煮绿豆薏仁养生汤风味较佳。

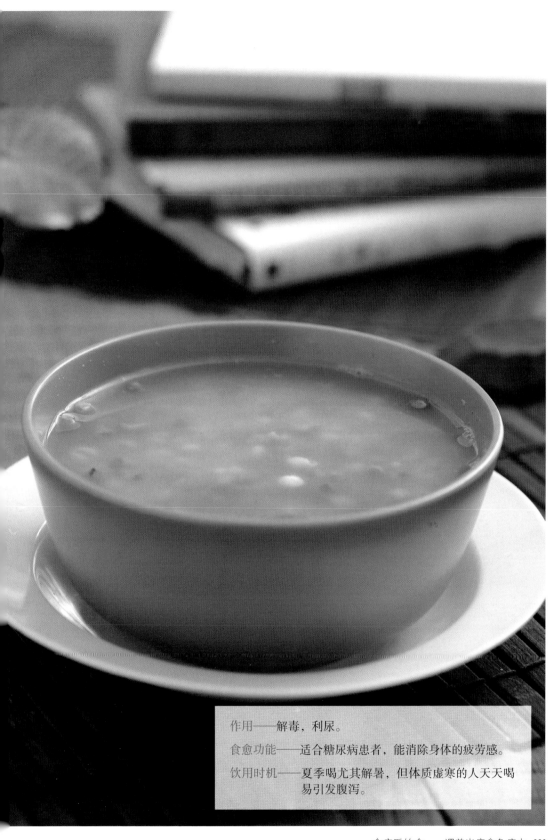

作用——解毒，利尿。

食愈功能——适合糖尿病患者，能消除身体的疲劳感。

饮用时机——夏季喝尤其解暑，但体质虚寒的人天天喝
易引发腹泻。

（2人份）黑木耳养生露

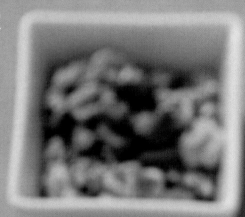

黑木耳因为含有丰富的胶质、膳食纤维、多糖体与抗凝血物质，能有效增强身体的免疫力，并且能调节血糖，降低胆固醇等，是"食养系"的超级食材。

作用——增强免疫力，补血排毒，清肠助排便。

食愈功能——预防心血管疾病，防止骨骼疏松，改善贫血及白发、失眠、胃炎、高血压等问题。

食用宜忌——手术前后、拔牙后，以及女性生理期、孕期，应避免食用。

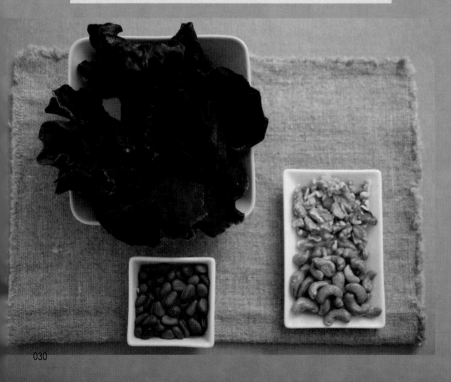

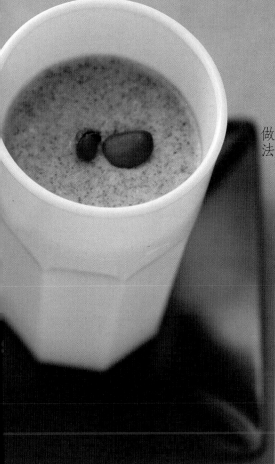

材料

黑木耳	4 朵
腰果	约 15 个
核桃	约 15 个
松子	约 40 个
水	500 毫升
黄砂糖	1 大匙
（或蜂蜜）	适量
冰块	2 个

做法

1. 准备 1000 毫升沸水，汆烫黑木耳约 2 分钟。然后取出黑木耳，用冷水洗净备用。
2. 将黑木耳切成小块状。
3. 将腰果、核桃、松子放入果汁机中，放入 2 个冰块，再放入切块的黑木耳。
4. 果汁机中加入 500 毫升水，约打 30 秒即可。依个人喜好，加入黄砂糖或蜂蜜。

小贴士

Q: 如何熬煮出黑木耳泥的口感？

A: 先将黑木耳放入果汁机中打成泥，再在锅中加入水，熬煮 10~20 分钟即可享用。

Q: 如何将黑木耳煮出脆脆的口感？

A: 放入冰箱冷藏 1~2 小时，或放隔夜，就能增加黑木耳的爽脆感，但爽脆的口感做法较适合凉拌。

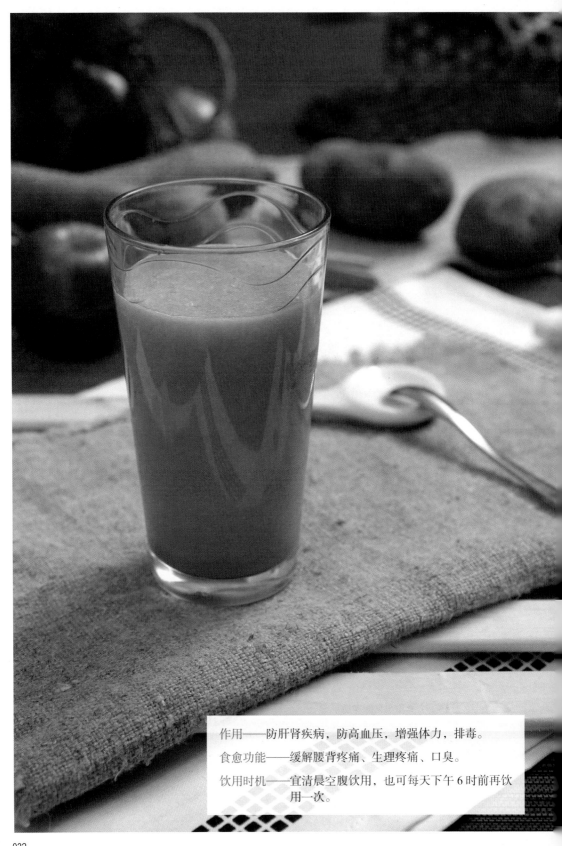

作用——防肝肾疾病，防高血压，增强体力，排毒。

食愈功能——缓解腰背疼痛、生理疼痛、口臭。

饮用时机——宜清晨空腹饮用，也可每天下午 6 时前再饮
用一次。

抗癌活力饮

1 人份

这道蔬果汁曾被许多名人推荐饮用，因此有"救命三合一鲜汁"的称号，所以当时患癌的我，为了调养身体，也是每天清晨喝1杯。需要空腹饮用，饮用后1小时再吃早餐。身体状况较差的朋友，建议可一天2杯，调养身体更有效。

材料

苹果………………………	150 克（带皮）
胡萝卜……………………	150 克
马铃薯……………………	150 克
水…………………………	400 毫升
冰块………………………	2 个
蜂蜜………………………	适量

做法

1. 将苹果、胡萝卜、马铃薯各 150 克削皮切片后备用。
2. 将苹果、胡萝卜、马铃薯放入果汁机中，加入 400 毫升水，放入 2 个冰块，约打 40 秒即可。
3. 喜欢有点甜味的人，可依个人口味加适量蜂蜜。

小贴士

Q：马铃薯放进果汁机前需要削皮吗？

A：有此一说。马铃薯不能生吃是因为表皮含有毒素，为了避免误食，可将马铃薯削皮后再放进果汁机中，而更慎重的做法是将其煮熟后再食用。如果是已经发芽的马铃薯，在芽眼周围会产生毒素，食用后会中毒，所以在挑选食材时要多留意。

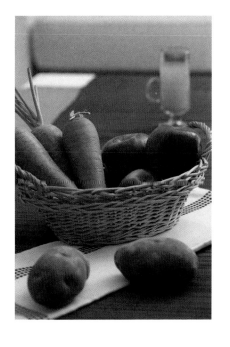

空心菜苹果汁

（1人份）

健康固然重要，但女人更要重视每天的气色，这杯蔬果汁能够消肿、美肤。天然食材对于身体的保养更甚护肤品，果蔬汁能让你喝出好体质，也喝出好肤质。

材料

空心菜	50 克
苹果	1 个
柠檬汁	10 毫升
蜂蜜	30 毫升
水	350 毫升
冰块	2 个
热水	适量
盐水	适量

做法

1. 将空心菜洗净切段，放入热水中汆烫一下后取出。将烫好的空心菜放入果汁机中。
2. 将苹果去皮切片，放入盐水中浸泡一下，再放入果汁机中。
3. 在果汁机中倒入约 350 毫升水。
4. 加入 2 个冰块，一同打汁，约打 40 秒，并在最后 2 秒加入柠檬汁与蜂蜜即可。

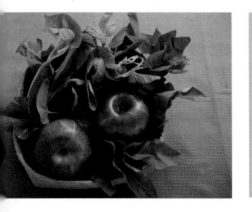

小贴士

空心菜中含有丰富的维生素 C 与胡萝卜素，对改善体质、增强免疫力很有帮助。另外有个方法，让你能快速地消除面部水肿的状况。准备一把连根空心菜，洗净后切成三等份，加入 1500 毫升水，熬煮成空心菜汁。上班族可盛装于保温瓶中，于中午前喝完，就能改善面部水肿的状况。希望对你有帮助。

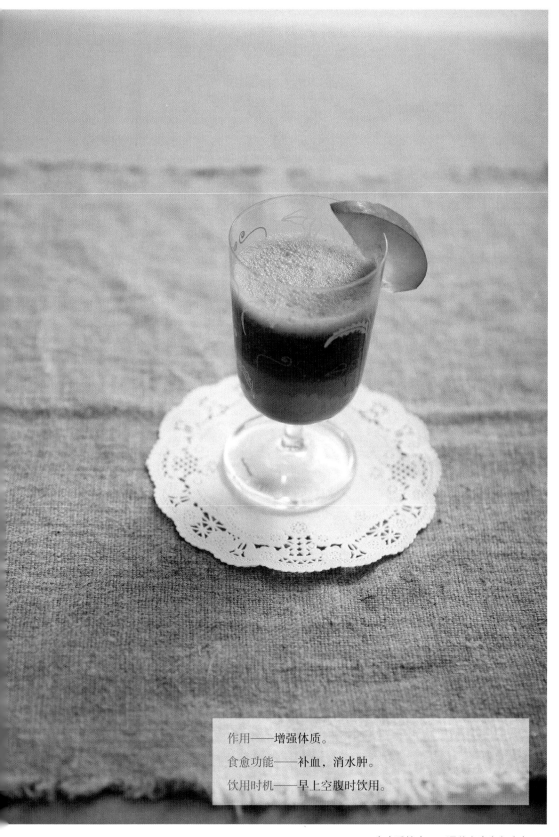

作用——增强体质。

食愈功能——补血，消水肿。

饮用时机——早上空腹时饮用。

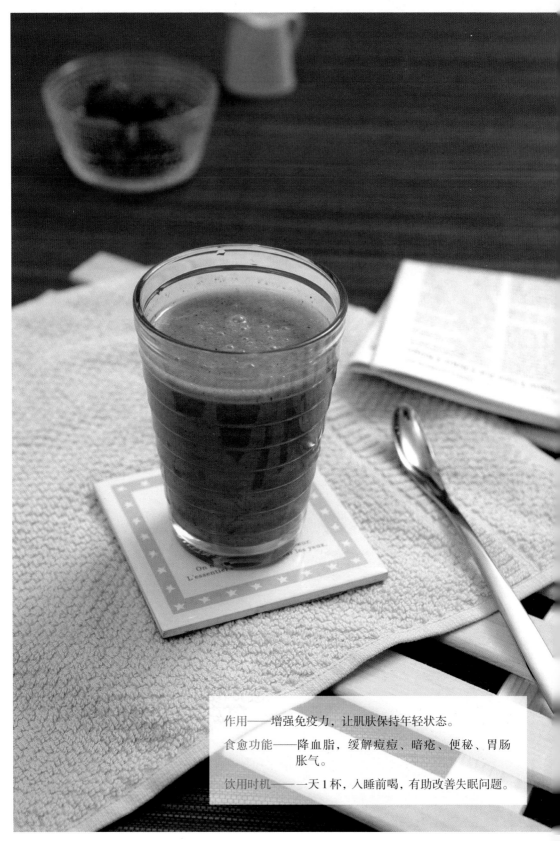

作用——增强免疫力，让肌肤保持年轻状态。

食愈功能——降血脂，缓解痘痘、暗疮、便秘、胃肠胀气。

饮用时机——一天1杯，入睡前喝，有助改善失眠问题。

1 人份 # 草莓猕猴桃汁

　　在美国一份关于"水果对维持健康与疾病治疗的评估与建议"的报告中，猕猴桃与草莓在营养素含量排名中名列前茅，同时这两样食材都含有抑制癌细胞生长的物质。甚至还有医生建议，若单吃猕猴桃，可连皮一起食用，因为猕猴桃的果皮也含有丰富的营养，下次可别将果皮丢掉哟！

材料
草莓	6 颗
猕猴桃	1 个
蜂蜜	30 毫升
水	400 毫升
冰块	2 个

做法
1. 将草莓洗净，去蒂备用。
2. 将猕猴桃洗净，去皮切块备用。
3. 将猕猴桃、草莓放入果汁机中，加入蜂蜜，再倒入 400 毫升水，最后加入冰块，约打 40 秒，打成汁即可。

小贴士

Q: 草莓如何清洗最干净？

A: 别以为草莓随便洗洗就能洗干净，草莓的清洗也绝对不是浸泡在水中就可以了，因为仅仅浸泡并不能去除表面残余的农药。首先，在水龙头下冲洗几分钟，清洗时勿去蒂，再用盐水浸泡 3~5 分钟（可清除附着在表面的昆虫与虫卵），然后再用凉开水冲洗即可。

Q: 草莓该如何保存？

A: 若不准备马上吃，应该先冷藏；若清洗后再冷藏，水分会使细菌滋生，导致草莓发霉。

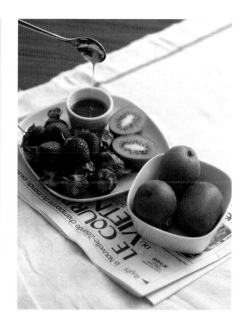

（1人份）木瓜生姜汁

　　木瓜的功效很多，可分为食用与药用两大类，因其营养成分高，所以又被称为"百益果王"，能有效补充人体所需的养分，增强身体的抗病能力，多食用好处多。经常腹泻的人不宜多吃木瓜。

材料
- 老姜···················· 1片（约0.2厘米）
- 木瓜···················· 1/3个
- 水······················ 300毫升
- 冰块···················· 1个
- 蜂蜜···················· 适量

做法
1. 将老姜洗净，切片备用。
2. 将木瓜切开，挖籽后去皮切成3等份，取1份再切成块备用。
3. 将木瓜、老姜、冰块放入果汁机中，再加入300毫升水，约打30秒即可。
（喜欢蜂蜜者可根据个人喜好加入。）

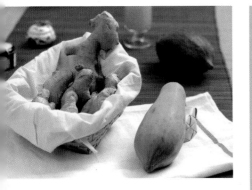

小贴士

Q: 如何挑选木瓜？

A: 挑选木瓜的三大秘诀为看、触、掂。

　　看：选外表无明显外伤，外皮色泽光亮，无明显斑点的木瓜。

　　触：轻触木瓜蒂头，若软化则较容易腐败。

　　掂：可将木瓜拿在手中掂掂轻重，以有厚实感的为首选。

Q: 木瓜买回家后该如何保存？

A: 木瓜保存期限约为2天，不宜与其他水果一同放置，因成熟的水果本身会释放乙烯，它会让木瓜容易熟透腐坏，因此木瓜必须与其他水果分开来冷藏。

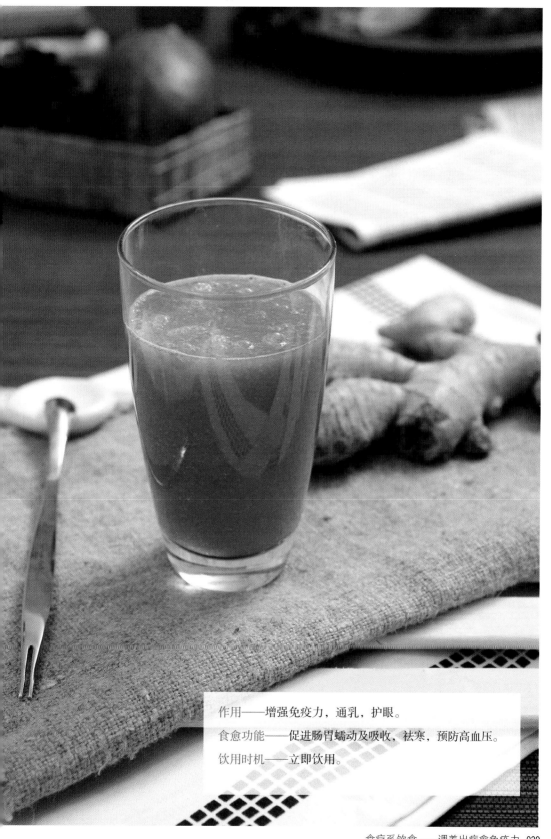

作用——增强免疫力，通乳，护眼。

食愈功能——促进肠胃蠕动及吸收，祛寒，预防高血压。

饮用时机——立即饮用。

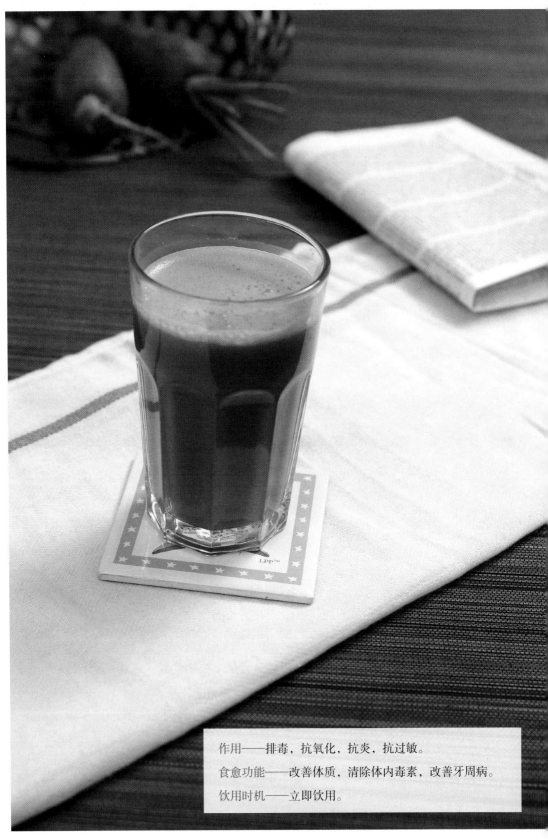

作用——排毒，抗氧化，抗炎，抗过敏。

食愈功能——改善体质，清除体内毒素，改善牙周病。

饮用时机——立即饮用。

甘蓝胡萝卜汁

甘蓝对女性尤其有益，能调节雌激素对身体的影响，促进代谢水平的提升，也是我在复原时期的最爱，是排毒的"绿色能量"。

材料

甘蓝·····················　3片（3片叶子）
胡萝卜·················　2~3根（看大小）
蜂蜜·····················　30毫升
水·························　1000毫升
冰块·····················　2个

做法

1. 将甘蓝洗净，切块备用。
2. 将胡萝卜洗净，去皮切块备用。
3. 准备1000毫升水，放入锅中煮沸，再将甘蓝放入，氽烫2分钟取出，并将其水分滤干。
4. 将胡萝卜块放入榨汁机榨汁，榨出约300毫升汁。
5. 最后将甘蓝、蜂蜜、胡萝卜汁放入榨汁机中，再放入2个冰块后打汁即可。

小贴士

1. 甘蓝与柠檬一同打成的蔬果汁是一种很棒的排毒蔬果汁，打汁前的清洗千万不能马虎，因为水果表面可能会有农药及虫卵残留，所以一定要先用流动的水冲洗，然后用刷子将其仔细地刷干净再浸泡，甘蓝茎外面的一层皮也需削除。
2. 胡萝卜挑选要以表皮无伤、干净、光亮为首要，而若想要将胡萝卜保存久一点，买回后可用牛皮纸或干净的纸张包好后放入冰箱冷藏，保鲜期可达1个月左右。

红石榴汁

红石榴富含大量的植物雌激素，对女性保养身体有一定的作用。而且因为它含有大量鞣花酸（抗氧化成分），所以有"吃的红宝石"的美誉，是经常作为药用的蔬果之一。每天饮用2~3杯，连续饮用2周，能抗氧化，强身健体。

材料

红石榴………………… 1个

做法

1. 将红石榴对半切开。
2. 准备好容器，将石榴子挖出放入。
3. 用扁平的汤匙挤压石榴子，或带塑胶手套用手挤压出汁。
4. 将汁倒出即可饮用，不需任何调味，若喜欢甜味，可加一些蜂蜜来去除略涩的口感。

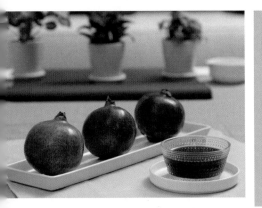

小贴士

Q: 石榴如何挑选？

A: 石榴的品种可用外观颜色来区分，一般常见的有红石榴、黄石榴及绿石榴，在口感上黄石榴甜度较高。尽量挑选表皮无斑的，表皮上有小黑点尚可，若是长了较大面积的黑斑就代表石榴不新鲜。石榴以表皮饱满紧绷者为佳。拿在手上若有厚实感，说明内含的水分较多，较适合做成纯果汁。

作用——抗皱。

食愈功能——缓解女性更年期及生理期不适，预防动脉硬化。

饮用时机——每天饮用2~3杯纯石榴汁。

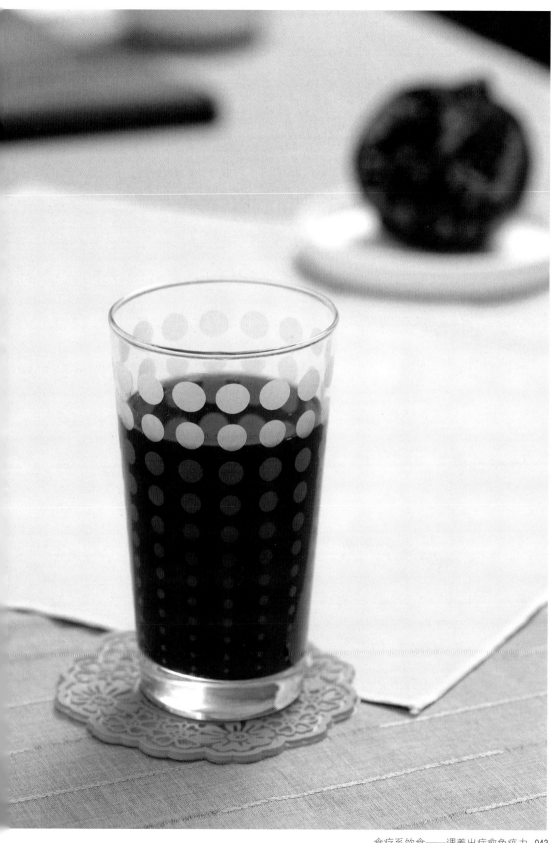

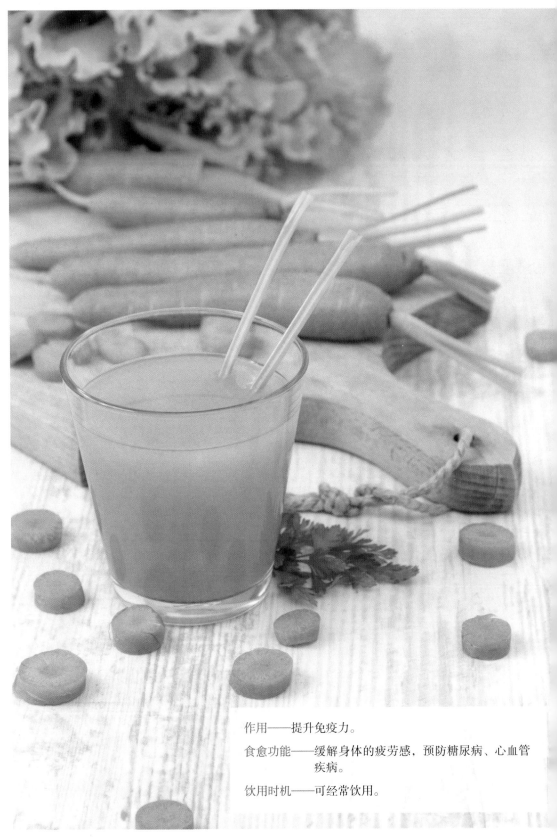

作用——提升免疫力。

食愈功能——缓解身体的疲劳感，预防糖尿病、心血管
　　　　　　疾病。

饮用时机——可经常饮用。

莴苣胡萝卜汁

莴苣、胡萝卜拥有丰富的胡萝卜素，是天然的抗氧化剂，也是天然的抗癌蔬菜。

材料

莴苣……………………	1/4 个
杨桃……………………	1 个
胡萝卜…………………	1 根
柠檬汁…………………	10 毫升
水………………………	400 毫升

做法

1. 将莴苣洗净，切碎，备用。
2. 将杨桃洗净，去子，切成块，备用。
3. 将胡萝卜洗净后切成块，放入榨汁机中榨汁，倒出汁，备用。
4. 在榨汁机中加入 400 毫升水，然后放入莴苣、杨桃及胡萝卜汁后打汁。
5. 最后倒入柠檬汁，再用榨汁机打 2 秒即可。

小贴士

Q: 如何挑选最新鲜的莴苣？如何保存？

A: 新鲜的莴苣的挑选要从叶子开始，拣掉泛黄或腐烂的叶子，以无黑斑者为佳。其保存非常简单，若放置在晒不到阳光的通风处，保鲜期约 3 天；若放冰箱冷藏，至少可保鲜 7 天。

Q: 莴苣在料理前应该如何清洗？

A: 因为莴苣原本就不易长虫，在栽植的过程中不需喷洒大量的农药，所以在料理前只要用流动的水连续冲洗数分钟，再将其叶片分开，略浸洗即可。

牛蒡苹果汁

因为曾在日本待过一些时间，我深受其饮食文化的影响。牛蒡在日本是很受欢迎的养生食材，所以在日本料理中常见用牛蒡入菜，甚至用牛蒡煮茶代茶饮。牛蒡的营养价值高，且食用能增加饱足感，不仅可用来当抗癌食材，还是很棒的减重食品。

材料

苹果………………………	3 个
牛蒡………………………	1 根
水………………………	400 毫升

做法

1. 将牛蒡切片，放入榨汁机中榨汁。
2. 苹果不削皮（若有打蜡则削皮），去核，去子，切片，泡入盐水中。取出 2 个苹果的量的片，放入榨汁机中榨汁。
3. 将牛蒡汁与苹果汁放入果汁机中，将切好的另一个苹果放入果汁机中，再加入 400 毫升水后打 20 秒即可。

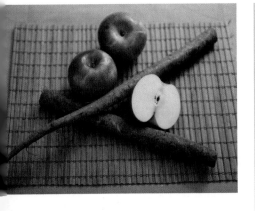

小贴士

Q: 牛蒡一定要削皮吗? 听说其营养价值高，是真的吗?

A: 牛蒡富含多种营养素与大量的纤维素，就连牛蒡皮也富含高营养，但因为牛蒡皮看来总是脏脏黑黑的，所以大部分人在料理前还是会选择削皮，并反复熬煮较长时间。若熬汤、煮茶，则建议将皮用刷子刷干净后就直接使用。牛蒡削皮后肉质易发黑，泡在醋中能保持其洁白感。

作用——安定心神，保肝，解毒，增强体力。

食愈功能——降血糖、血脂，预防心血管疾病，改善便秘、内分泌失调。

饮用宜忌——晨起空腹喝，有严重腹泻者不宜饮用。

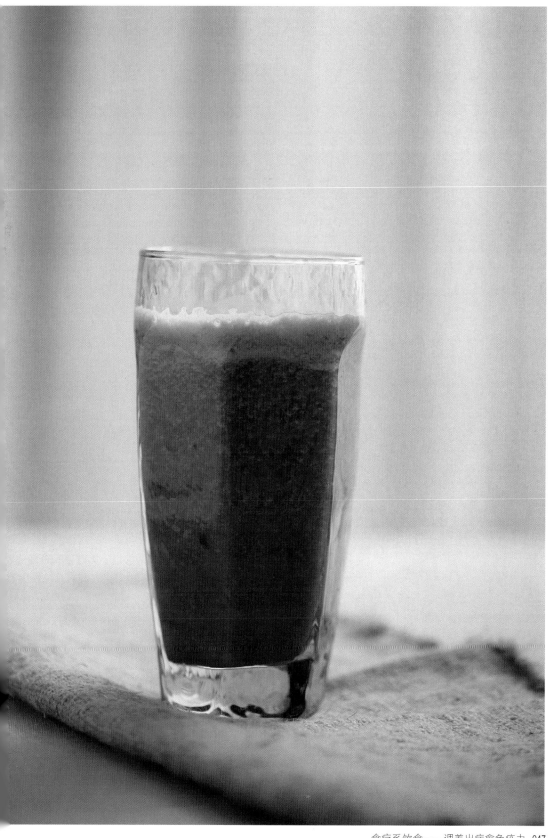

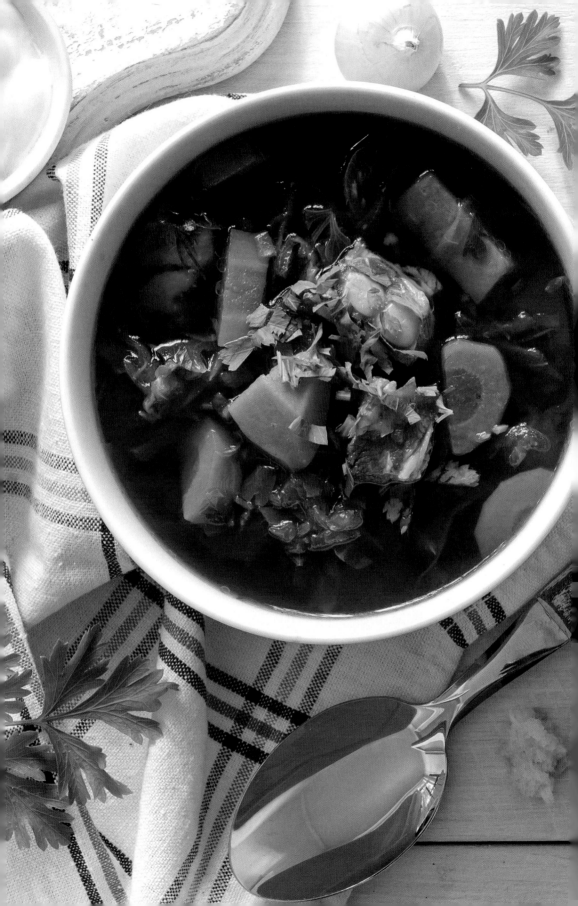

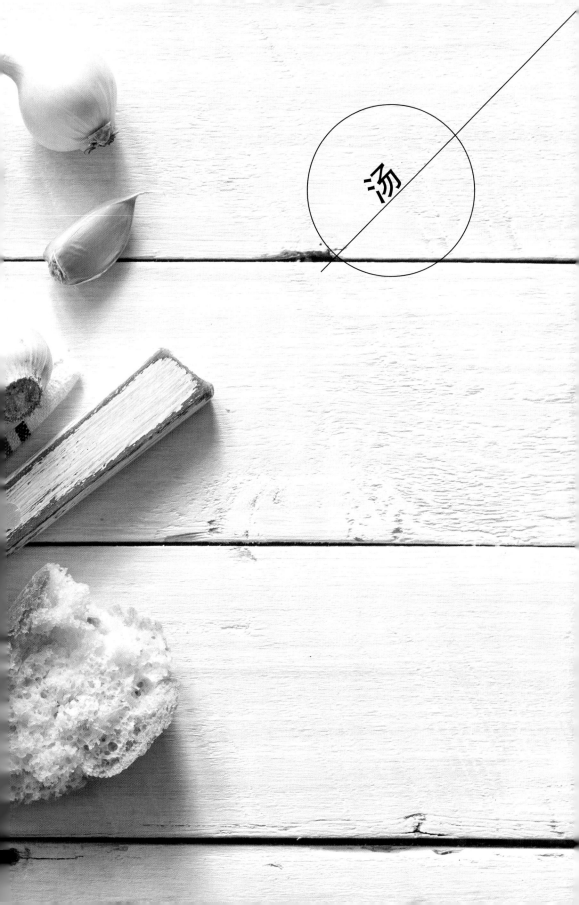

汤

（5~6人份）蔬果五色汤

　　美国防癌协会提倡每天食用 5 种蔬果，希望人们能在饮食上开始转变。五色蔬果对应了人体的五脏六腑，经常食用能对人体产生抗病防病的作用。若上班忙碌，也可将汤汁盛装于保温瓶中，随时饮用，随时保健。过些时候你便会发现自己神清气爽，小毛病也都有所改善了。

材料

玉米	2 根
白菜	1 棵
胡萝卜	2 根
无花果	10 颗
海带	10 个
蜜枣	1 颗
水	2500 毫升

做法

1. 将玉米洗净，切成段，备用。
2. 将白菜剥开洗净，切成段，备用。
3. 将胡萝卜洗净，去皮切成块，备用。
4. 准备一口汤锅，加入 2500 毫升水，放入蜜枣熬煮 10 分钟。（先放入蜜枣，汤头较甜。）
5. 将无花果、玉米、白菜、胡萝卜及海带放入锅中，熬煮 20 分钟即可。

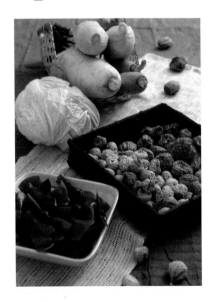

小贴士

民间流传的五色汤里加有牛蒡，因为牛蒡不适合体虚的人常食，所以我以蜜枣来替代。而在这道汤中我还加了无花果，无花果也富含纤维，并含有多种对人体有益的维生素和抗氧化成分，能润肠通便，让气色变好，在口感上也会有种自然的甘甜味。

作用——增强体质。

食愈功能——改善高血压、高脂血症、糖尿病等慢性病。

食用时机——随时饮用。

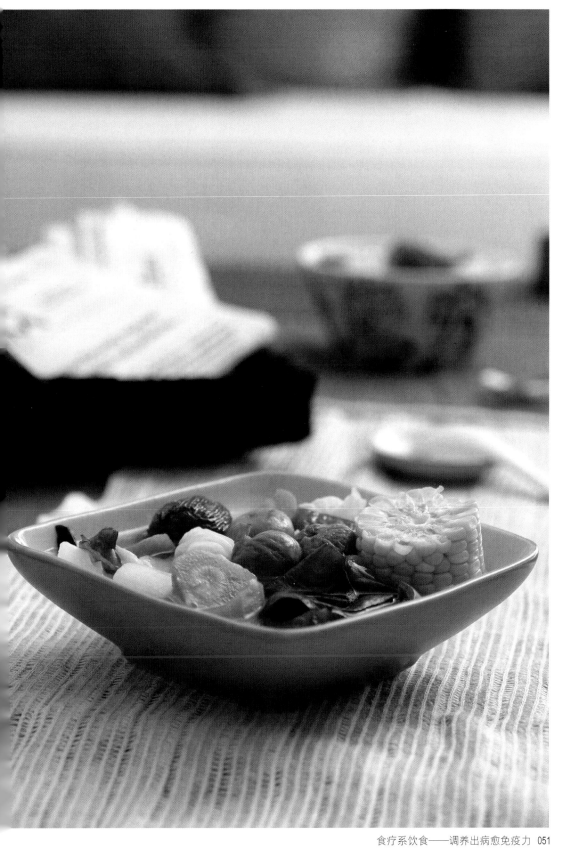

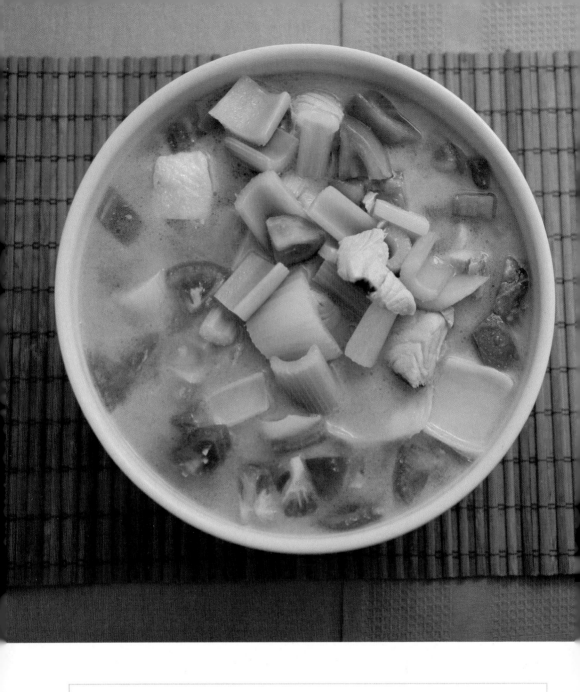

作用——健胃，滋补，健脑，预防老年痴呆、视力减退。

食愈功能——助消化，降血脂，预防糖尿病，有效改善心血管疾病。

适用人群——常感疲劳、精神不佳或患有"三高"等慢性病者，一周2次。

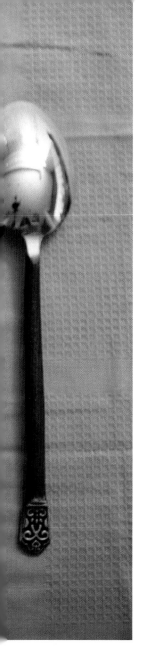

 6人份 ## 柠檬青蔬鲑鱼汤

　　鲑鱼有"水中珍品"的称号，女人多吃鲑鱼可防衰老，更能促进代谢，是鱼类中富含大量抗氧化成分的食材。在调养恢复期，我也常做这道汤给自己与家人食用。我主张营养应尽量从天然的食材中取得营养。

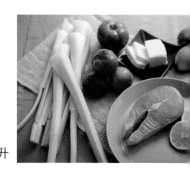

材料		
柠檬	……………………	1个
鲑鱼	……………………	1片
黄油	……………………	50克
西芹	……………………	5根
番茄	……………………	6个
盐	……………………	1克
水	……………………	3000毫升

做法

1. 将鲑鱼洗净后去骨去刺，切成一口可食用的块状备用。
2. 将番茄、西芹洗净，切成一口可食用的块状备用。
3. 准备一口锅，热锅后将黄油放入锅中，转中火炒香西芹，约1分钟后放入番茄，再炒1分钟，关火取出备用。
4. 另外准备一口锅，倒入3000毫升水后煮沸，放入炒过的西芹及番茄，熬煮15分钟，撒上盐调味。
5. 放入切成块的鲑鱼，续煮5分钟。
6. 柠檬挤汁，将柠檬汁加入鲑鱼汤中搅拌即可。

小贴士

Q: 如何挑选最新鲜的鲑鱼？

A: 如果你认为挑鲑鱼只看鳃及鱼眼的亮度就能判定新鲜度，那就错了。想要买到新鲜的鲑鱼，还是要用触摸的方式，新鲜的鱼肉有弹性，按压后即弹回。另外一定要拿起来嗅闻，新鲜的鱼不会有腥臭味，若闻到腥臭味，则多半是放置时间久了或保存不好。新鲜的鲑鱼烹制完成后入口饱满结实、鱼油丰富。

⑥
人份 清炖牛肉汤

　　牛肉的蛋白质含量高，脂肪含量低。牛肉对于生病而较虚弱的人，或手术后想要增强体力的人，都是很适合的营养汤品。

材料

牛肋条 ……………………	650 克
米酒 ……………………	10 毫升
水 ……………………	4000 毫升

中药

枸杞 ……………………	10 克
当归 ……………………	15 克
川芎 ……………………	15 克
黄芪 ……………………	35 克
党参 ……………………	25 克

做法

1. 准备一口汤锅，加入 1500 毫升水煮沸，将牛肋条放入汆烫 1 分钟。
2. 将牛肋条取出，再用冷水将其残渣清洗干净。
3. 将锅中汆烫牛肉后剩下的热水倒出，再加入 2500 毫升水，将洗净的牛肋条放入锅中。
4. 将所有中药材加入锅中，与牛肋条一同盖锅盖熬煮 30~40 分钟。
5. 将米酒加入锅中，增加其香味。

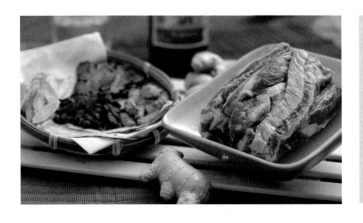

小贴士

若不想加中药，也可尝试加蔬果来炖牛肉，可以放月桂叶与白酒提味，如此一来，口味更清淡，口感甘甜，更养生。

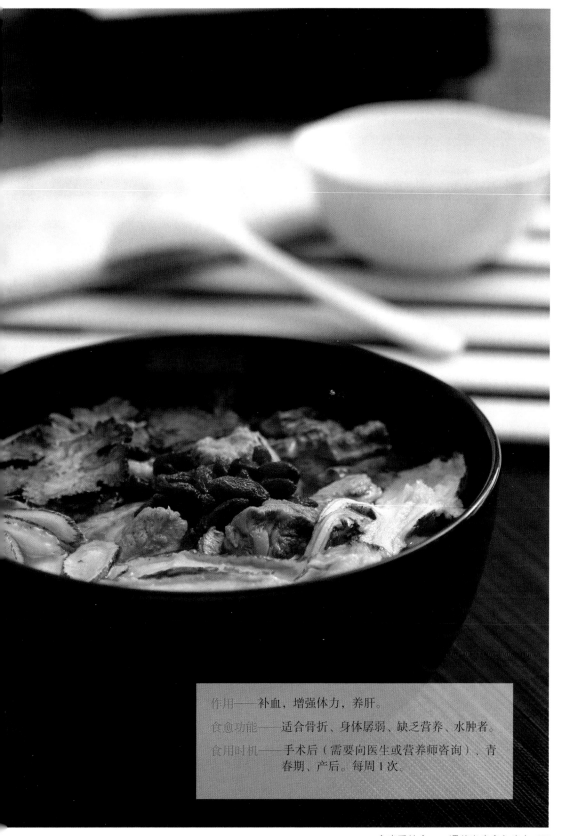

作用——补血，增强体力，养肝。

食愈功能——适合骨折、身体羸弱、缺乏营养、水肿者。

食用时机——手术后（需要向医生或营养师咨询）、青
春期、产后。每周1次。

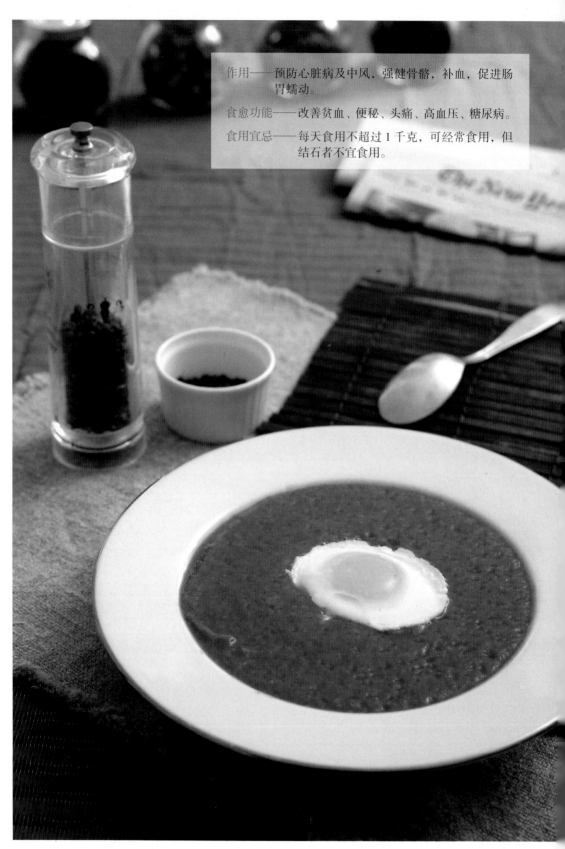

作用——预防心脏病及中风，强健骨骼，补血，促进肠
　　　　胃蠕动。

食愈功能——改善贫血、便秘、头痛、高血压、糖尿病。

食用宜忌——每天食用不超过1千克，可经常食用，但
　　　　　结石者不宜食用。

菠菜浓汤

2人份

菠菜富含维生素 C、维生素 E、膳食纤维、叶酸、叶绿素等。

材料

菠菜	250 克
鸡蛋	1 个
马铃薯	1 个
白扁豆	100 克
橄榄油	3 毫升
水	2000 毫升
盐	1 克

做法

1. 将马铃薯去皮后与白扁豆一起蒸熟，备用。
2. 准备一口锅，加入 500 毫升水，将菠菜放入汆烫 1 分钟。
3. 将蒸熟的马铃薯、白扁豆和汆烫过的菠菜放入果汁机中，加入 1 克盐，再加入 500 毫升水打成糊状，再倒入锅中煮至沸腾。
4. 另外准备一只汤勺，并于汤勺里抹上 3 毫升橄榄油，再于汤勺中打入 1 个鸡蛋，并准备一口小锅，锅内放入 1000 毫升水，汤勺放入隔水加热至蛋白全熟（鸡蛋黄不熟），再将其取出。
5. 将煮好的菠菜浓汤倒入碗中，再将蛋放入即可食用。

小贴士

Q: 如何去除菠菜的酸涩味或"土味"？

A: 菠菜因为富含草酸，故入口有股酸涩味，此时若能先汆烫一下，便可将酸涩味去除，味道会更好。吃完菠菜后多喝水，有助于促进草酸排出。

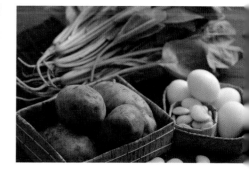

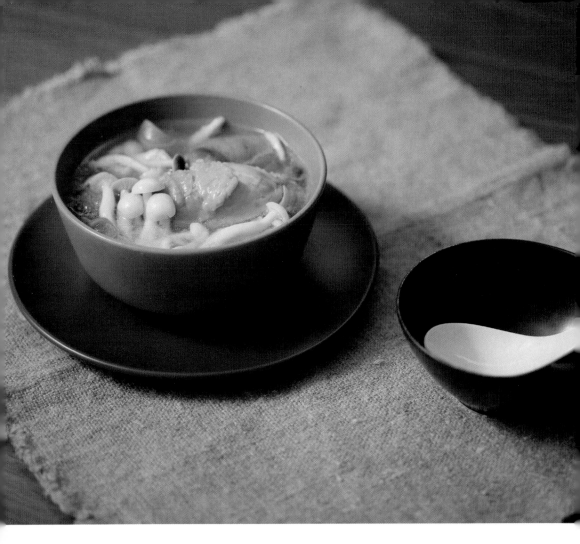

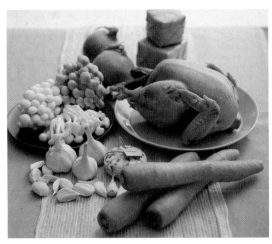

作用——补元气，强化肝功能，
　　　　增强免疫力。

食愈功能——缓解便秘、痔疮、
　　　　　　体虚，降胆固醇、
　　　　　　血压，预防肥胖。

食用宜忌——肠胃功能不佳者、
　　　　　　患有肾病及痛风者
　　　　　　不宜食用。

佰菇鸡汤

6人份

　　鸡汤听起来就很"补身子"，加上菇类，能强身健体，增强免疫力。此道汤品我选了我最喜欢的柳松菇及白精灵菇。菇类原本就含有启动人体免疫功能所需的"铜"成分，也因为其富含纤维质，食用后较易有饱足感，还能润肠通便，是减肥的常用食材。

材料

胡萝卜	2 根
大蒜	3 瓣
土鸡	1 只
柳松菇	150 克
白精灵菇	150 克
洋葱	1 个
盐	1 克
水	5000 毫升

做法

1. 将大蒜剥皮，备用。
2. 将洋葱剥皮洗净，切成约一口可食用的块状，备用。
3. 将胡萝卜洗净去皮，切成约一口可食用的块状，备用。
4. 将柳松菇与白精灵菇洗净，切除根部，放置一旁，备用。
5. 准备一口锅，加入 2000 毫升水煮沸，将土鸡汆烫 3 分钟后取出，再用冷水洗净去除残渣，并将余水倒出。
6. 锅中加入 3000 毫升水，将烫好的土鸡、洋葱、胡萝卜及大蒜加入，以中火熬煮约 45 分钟。
7. 放入柳松菇与白精灵菇，续煮 2 分钟，撒上盐来调味。

小贴士

Q: 新鲜的菇类应如何挑选与清洗？

A: 挑选——若是在农贸市场挑选的话，因为没有外包装，所以以其根部带土者为佳，或以其根部没有人为修饰过者为佳。菌伞、菌体越完整、厚实，伞柄越粗，口感越好。若是在超市中购买，就选择包装完整并且日期标示清楚的。菇类的保存期限较短，若颜色变黄或触之似有黏液就表示其已变质，不宜食用。

　　清洗与保存——有厨师建议用纸巾擦拭干净菇类，他们认为这样做香气较不容易飘散，但我个人还是习惯清洗，建议放置在水龙头下冲洗即可。菇类冷藏可保存 5 天左右。

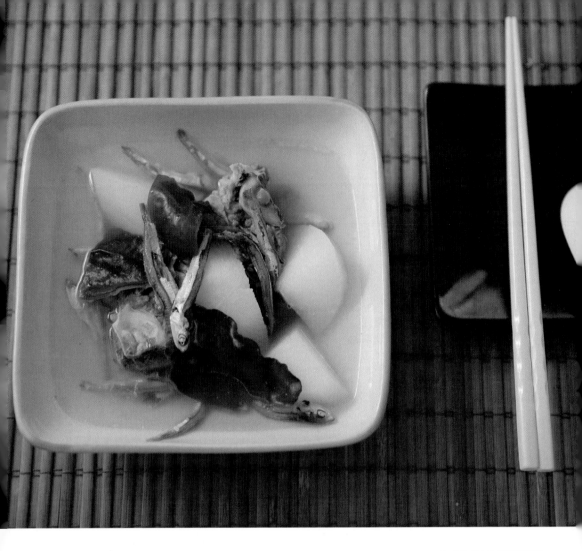

小贴士

Q：如何挑选最新鲜的白萝卜？烹调时应注意哪些细节？

A：挑对萝卜，不只汤头鲜美，就连入口的口感也特别好。挑选时注意根部要浑圆厚
实、外皮光滑、根叶呈直条状。若在农贸市场购买，可看其根部是否带土，带土
会较新鲜。烹调时要注意不要超过70℃，否则萝卜所含有的维生素会被破坏，因
此烹调的过程中，尤其是煮汤时，为了尽可能保留它的营养成分，尽量不要熬煮
过久。

(5人份) 好彩头木耳汤

有一阵子兴起黑色食材养生的风潮，而木耳就是其中的翘楚。除了随时可饮用的木耳露，木耳炖汤也是不错的选择。这道汤品除了木耳，还加了白萝卜，食材本身不但热量低，而且营养价值高。这道汤能促进肠胃蠕动，对减重也有些许帮助。

材料		
木耳	3 大片
蒜苗	1 根
白萝卜	1 根
小鱼干	20 尾
排骨	1000 克
盐	1 克
水	4000 毫升

做法

1. 准备一口锅，加入 2000 毫升水煮沸，放入排骨汆烫 3 分钟后，将排骨取出，倒出锅中热水，并用冷水冲洗附着于排骨上的杂质。
2. 锅中再加入 2000 毫升水，煮沸后将清洗好的排骨放入，炖煮约 30 分钟。
3. 将白萝卜洗净削皮，切块放入锅内（待排骨煮约 10 分钟后放入）。
4. 将木耳洗净切块，放入锅内（待排骨煮约 20 分钟后放入）。
5. 将蒜苗洗净切段，小鱼干洗净，放入锅内（待排骨煮约 25 分钟后放入）。
6. 撒上盐来调味。

作用——增强免疫力，预防胆结石、高血压与冠心病。

食愈功能——缓解腹胀、促进食欲、降低胆固醇、维护心血管健康。

食用宜忌——气虚、经常腹泻者不宜食用。

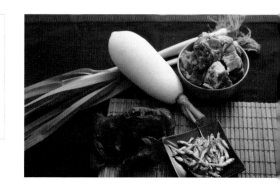

(5~6人份) 南瓜糙米粥

南瓜的 β-胡萝卜素含量是瓜类之冠，而南瓜所含的维生素 C、维生素 E 都是抗氧化成分。这道汤还加了糙米、百合、枸杞及银杏，除了增强免疫力，还能滋养体质。

材料

南瓜	半个（300 克）
糙米	2 杯（米量杯）
百合	50 克（约 20 片）
枸杞	15 克（1 小盘）
银杏	14 颗
水	2000 毫升

做法

1. 将南瓜洗净，对半切开，去子，备用。
2. 将百合洗净，切成片，备用。
3. 将银杏去壳，备用。
4. 将南瓜蒸熟，再将南瓜取出放入果汁机中，绞成泥状，倒出，备用。
5. 将糙米放入电饭锅中，煮成饭。（若无电饭锅，可在锅内放入糙米，加入 2000 毫升水，煮成饭）。
6. 准备好一口锅，把煮好的糙米饭、百合及银杏放入锅中，并加入 2000 毫升水，煮约 30 分钟，煮成粥。
7. 加入南瓜泥及枸杞即可。

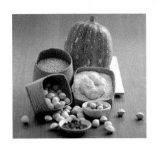

小贴士

银杏去壳的方法：

准备一口小锅，然后开中火，放入 50 克盐，加入银杏，之后不停地翻炒直到银杏壳爆开，关火放置约 10 分钟。用钳子打开银杏壳，取出银杏仁即可。

作用——增强抵抗力。

食愈功能——补血，消水肿，治哮喘。

食用宜忌——可经常食用，但不宜无间隔地长期食用，
　　　　　　要适量。胃热、脚气患者不要喝太多。

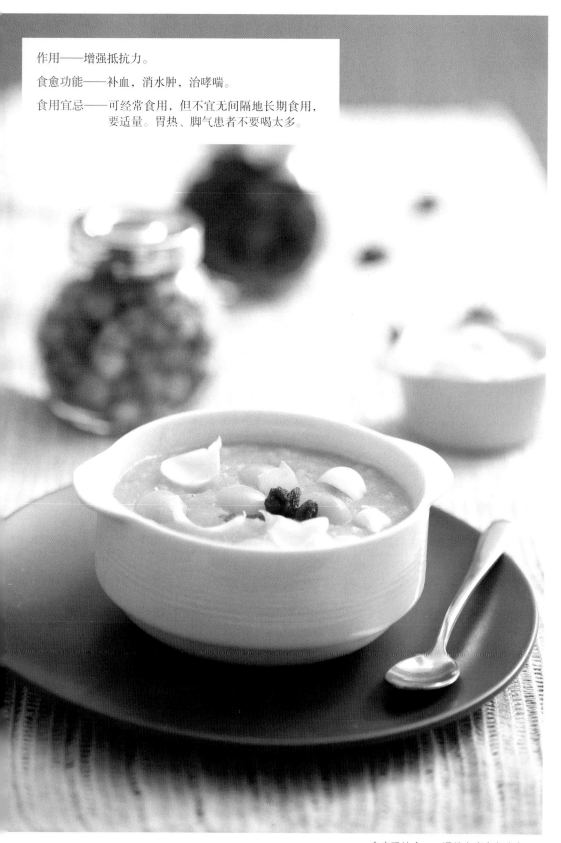

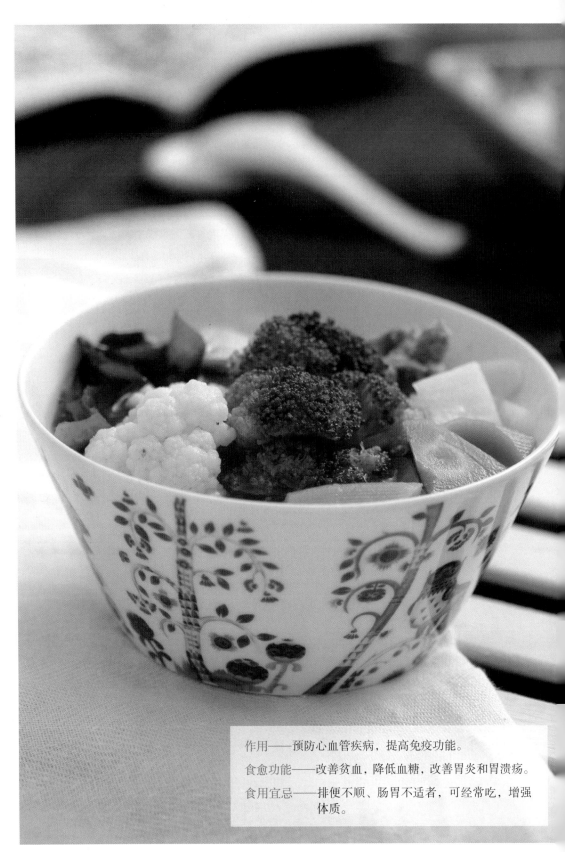

作用——预防心血管疾病，提高免疫功能。

食愈功能——改善贫血，降低血糖，改善胃炎和胃溃疡。

食用宜忌——排便不顺、肠胃不适者，可经常吃，增强体质。

花椰菜排骨精力汤

（6 人份）

自从知道自己罹患子宫内膜癌之后，我会特别关注"抗癌食材"。食用花椰菜的好处很多，根据一份约翰·霍普金斯大学的研究报告，花椰菜所含的成分能预防肿瘤，常吃能达到强身健体的目的。

材料

花椰菜	300 克
西蓝花	300 克
胡萝卜	2 根
姜	6 片
水	4500 毫升
排骨	500 克
洋葱	1 个

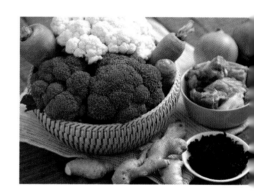

做法

1. 将花椰菜、西蓝花及胡萝卜洗净，切块后备用。
2. 将洋葱去皮洗净，切块后备用。
3. 准备一口锅，加入 1500 毫升水煮沸，放入姜片，再将排骨放入锅中，汆烫约 3 分钟后取出，并用冷水洗净残渣，沥干水备用。锅中再加入 3000 毫升水煮沸，放入洋葱与排骨炖煮 25 分钟。
4. 加入胡萝卜续煮 10 分钟。
5. 最后将西蓝花及花椰菜放入锅中，续煮 5 分钟即可。

小贴士

Q: 如何挑选最新鲜的花椰菜？如何清洗最干净？

A: 挑选时以叶蕾完整茂密、不松散、茎较粗大为佳。花椰菜选自然白者为佳（西蓝花则以菜叶尽量无变黄者较好）。花椰菜的清洗是一大学问，若清洗不干净，可能有虫等残留于叶梗上。一般可在去除老皮后先切成一朵一朵的，然后浸泡在水中，洗去附着物离开，并于流动的水中冲洗数分钟后，再检查是否有虫或其他附着物，如此才算清洗干净。

糙米鱼汤

4 人份

　　糙米，日本人又称其为"玄米"，所以我们常喝的"玄米茶"其实就是糙米茶。糙米比白米的营养价值更高，富含维生素、矿物质和膳食纤维，但它比白米硬，因此我在食谱中会建议使用有"烹煮糙米"模式的电饭煲，这样较省时且好吃。

材料

葱	1 根
姜	5 片
豆腐	1 块
豆皮	1 张
红石斑鱼	1 条
糙米	400 克
米酒	10 毫升
盐	3 克
胡椒	1 克
水	2500 毫升
蒜苗	1 根

作用——调养身体，有助肠胃蠕动与吸收。

食愈功能——排除体内毒素，净化血管，促进新陈代谢。

食用宜忌——可经常食用来补充营养素，但不建议与羊肉同食，否则会阻碍营养吸收。

做法

1. 将糙米洗净，比平常煮米时多放半杯（米量杯）水，并用电饭煲煮熟。
2. 将红石斑鱼去鳞洗净，切成约 2 厘米宽的段，每段再切成 4~5 块。
3. 准备一口锅，将煮熟的糙米饭放入锅中，并加入 2500 毫升水，约煮 10 分钟。
4. 锅中依次放入红石斑鱼块、姜、豆腐、豆皮、米酒及蒜苗，煮 7 分钟。
5. 撒上盐和胡椒，起锅时再撒上葱花即可。（喜欢香油者可滴香油提味，但若想达到养生的目的，就应尽量少用调味品。）

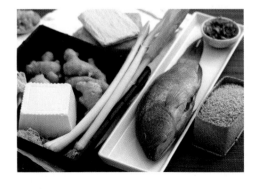

小贴士

Q: 如何快速去鱼鳞及洗净鱼身？

A: 将鱼放入水温约 80℃ 的热水中，烫约 10 秒钟，再用鱼鳞刷或用手（戴塑胶手套）刮一下，则可快速去除鱼鳞。若鱼体本身较脏，可使用淘米水来洗净，效果较好。

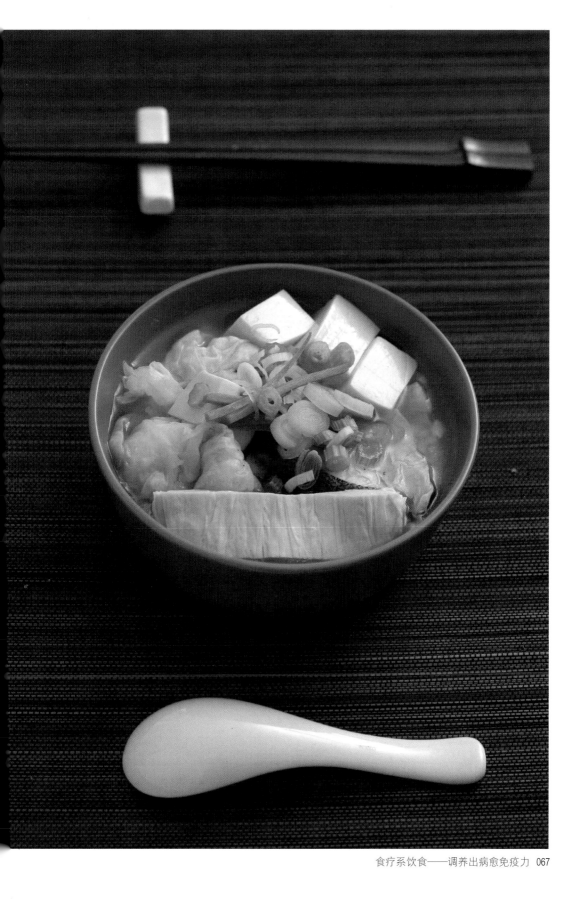

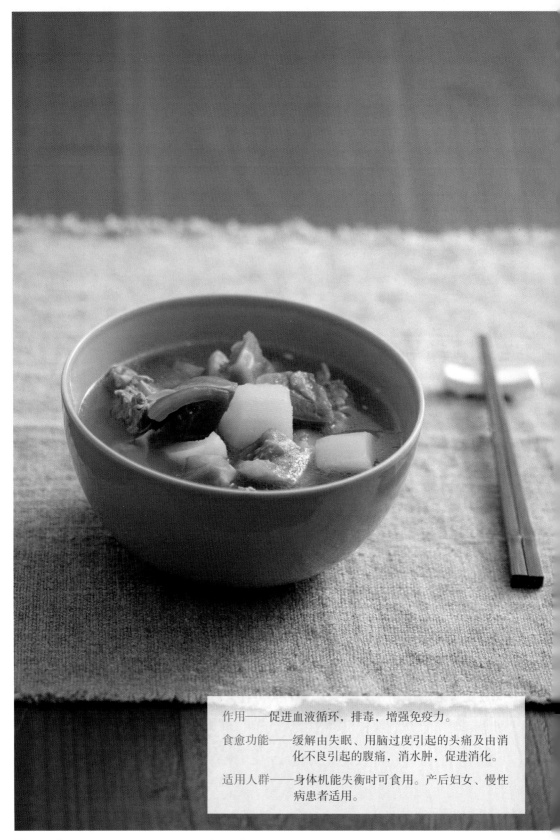

作用——促进血液循环，排毒，增强免疫力。

食愈功能——缓解由失眠、用脑过度引起的头痛及由消
化不良引起的腹痛，消水肿，促进消化。

适用人群——身体机能失衡时可食用。产后妇女、慢性
病患者适用。

(5~6人份) 青木瓜番茄排骨汤

　　青木瓜中含有丰富的酶,能帮助调整体质与排除体内毒素,更是女性产后调养身体的好食材,在日本有"万寿瓜"的美誉。番茄富含抗氧化成分——番茄红素,在烹调中要加热才会释出,能有效预防多种癌症,是抗癌的超级食材之一。

材料

青木瓜	1个(约1000克)
番茄	6个
排骨	500克
盐	6克
水	5000毫升

做法

1. 将青木瓜洗净削皮,切成块状,并保留青木瓜子(有许多酶在青木瓜子里)。
2. 将3个番茄切成块。
3. 准备一口锅,加入2500毫升水煮沸,放入另外3个番茄,煮10分钟后取出,将番茄外皮去除后切成块,再放入果汁机中打成泥状。
4. 用煮番茄的沸水汆烫排骨3分钟,将排骨取出,撇去血沫,并倒掉沸水。
5. 另取一口锅,倒入2500毫升水,将汆烫好的排骨放入,约煮20分钟。
6. 将青木瓜块、番茄块放入锅中,再将打好的番茄泥加入,一同熬煮约30分钟即可。
7. 撒入盐调味。

小贴士

Q: 如何挑选最新鲜的青木瓜?

A: 其实青木瓜的挑法与木瓜大同小异,外表皮光滑无色斑,也无损伤,以中间肌大者为佳。木瓜有利尿的特性,若担心食用后频繁上厕所,就先用电锅蒸熟,再加蜂蜜来食用。

Q: 番茄生吃与熟食营养摄取会有差异吗?

A: 生吃可以补充维生素C,而加热虽会破坏维生素C,却能提高番茄红素的浓度,加一点醋能降低有害物质番茄碱,食用会更健康。不过因为番茄属凉性,肠胃不好者尽量避免生吃。

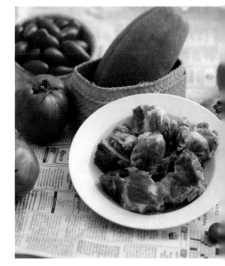

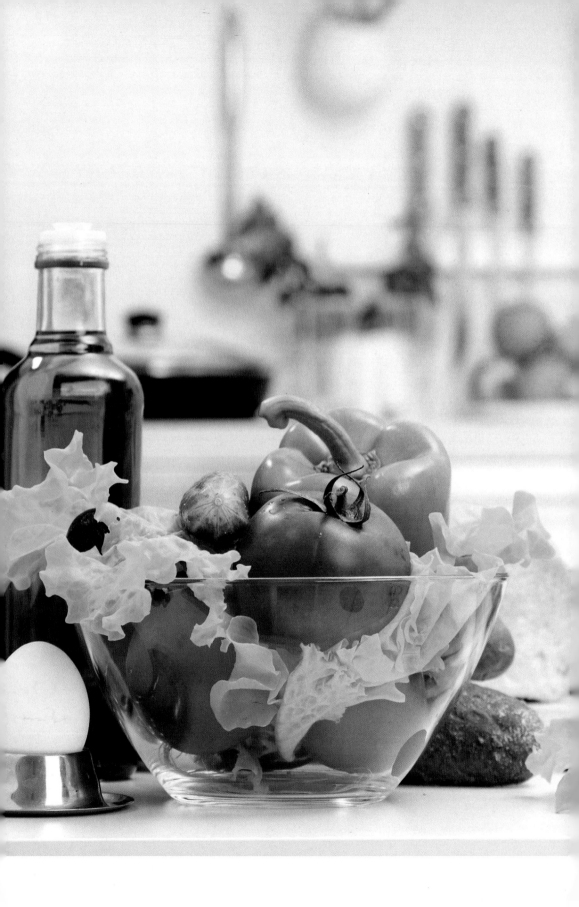

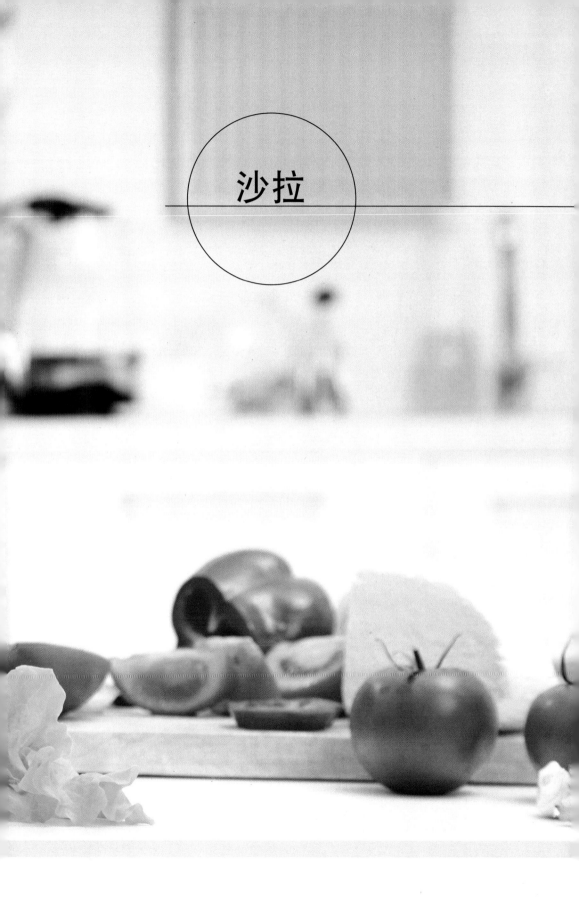

沙拉

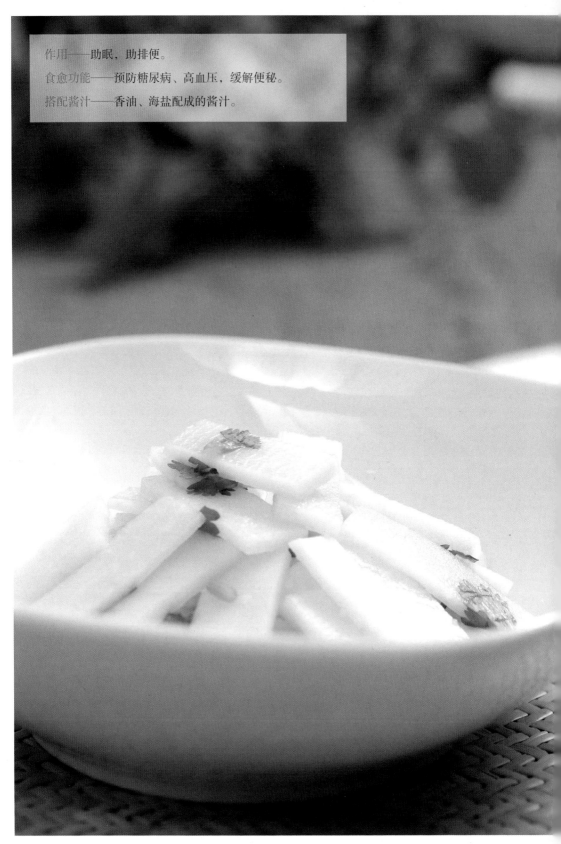

作用——助眠，助排便。

食愈功能——预防糖尿病、高血压，缓解便秘。

搭配酱汁——香油、海盐配成的酱汁。

凉拌时蔬

1 人份

　　若想要补充纤维与其他营养素，可尝试做这道凉拌菜，它热量低，很适合在夏天食用。苤蓝（大头菜）有93%左右的高含水量，属于高钾、抗氧化的食材，能促进肠胃蠕动，使排便顺畅。

材料

苤蓝	1个
香菜	3克（1小把）
大蒜	5瓣
香油	数滴（10滴内）
海盐	0.5克

做法

1. 将苤蓝洗净，整个削皮后切成薄片，备用。
2. 将大蒜剥皮，用刀背拍碎，切成碎粒。
3. 香菜洗净，将茎和叶切碎，备用。
4. 准备一只大容器，将苤蓝片、蒜粒、香菜粒混合搅拌均匀，再撒上海盐，滴上香油，搅拌均匀即可。

小贴士

Q: 如何挑选最新鲜的苤蓝？

A: 先从头顶的茎挑起，茎的颜色要绿色带点雾白，茎梗完整未脱落。用手压一下皮，带点弹性，不会整个陷下去，表皮翠绿未泛黄。茎球坚实，扁球状的口感较好。

Q: 香菜如何保鲜？

A: 一般家庭主妇可能会用报纸将香菜包起来，放进冰箱冷藏。我不建议这么做，这是因为报纸上有油墨，建议选用白色的纸来保存。若尚未准备烹调，则不要洗，根朝上保存。

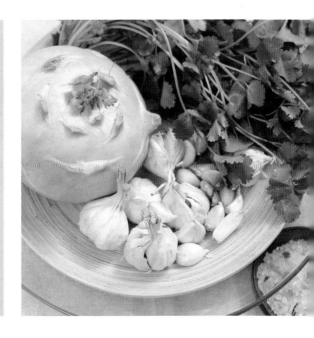

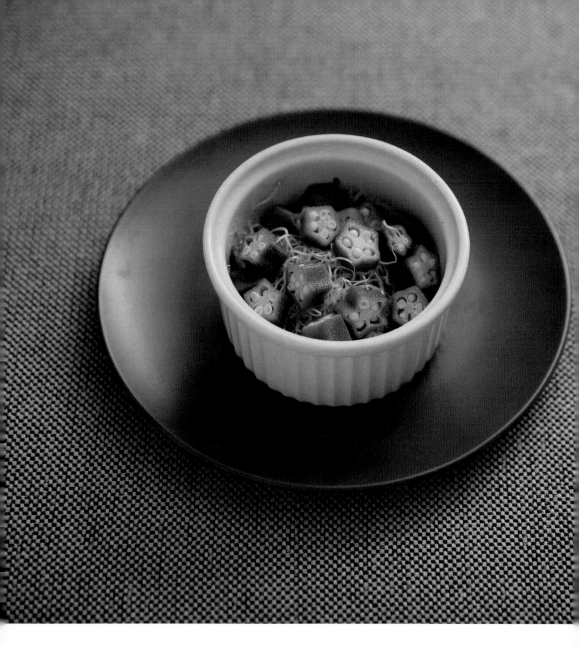

作用——增强体力，健胃整肠，改善贫血。

食愈功能——预防胃炎、糖尿病、心血管疾病，稳定血糖。

搭配酱汁——一般可用买来的纳豆内附有的酱油，若无酱油，
可用日本鲣鱼酱油。

小贴士

将秋葵在热水中余烫 3~5 分钟，是为了去除秋葵的涩味，而秋葵上的绒毛可使用盐来搓除。

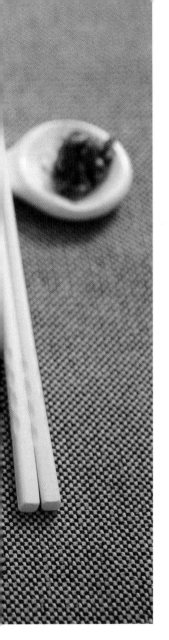

（2人份）秋葵纳豆沙拉

秋葵与纳豆素有"逆龄食材"之称，食用秋葵的好处很多，包括秋葵子与其黏液都具有保健作用，对于糖尿病也有功效。纳豆在日本是风行了1000年的保健食品。

材料

秋葵	6根
纳豆	1盒
苜蓿芽	100克

酱汁

| 日本鲣鱼酱油 | 10毫升 |

做法

1. 准备一口锅，加入1000毫升水煮沸，将秋葵放入沸水中煮3分钟。
2. 用滤网将秋葵捞出，另外准备一个碗，加入500毫升冷水，冰镇秋葵1分钟后取出，切成小块。
3. 将苜蓿芽洗净，放入碗底。
4. 将秋葵放在苜蓿芽上，将纳豆从盒中取出，放在秋葵上。
5. 将日本鲣鱼酱油酌量倒在秋葵上。

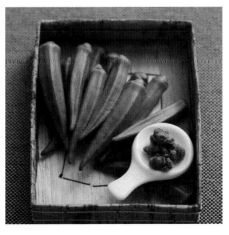

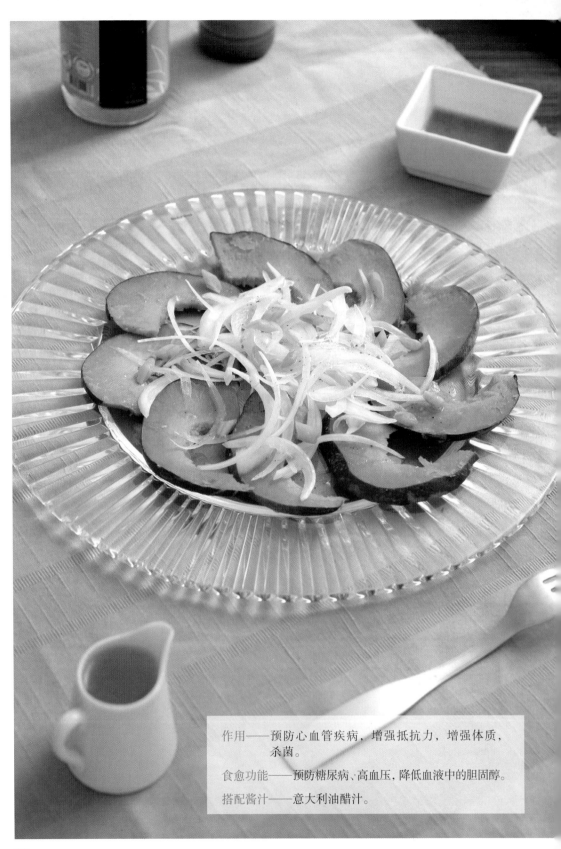

作用——预防心血管疾病，增强抵抗力，增强体质，杀菌。

食愈功能——预防糖尿病、高血压，降低血液中的胆固醇。

搭配酱汁——意大利油醋汁。

南瓜洋葱沙拉

（2 人份）

洋葱几乎不含脂肪，营养价值高，热量低，能预防冠状动脉粥样硬化性心脏病。其所含有的硫化物可以调节血压和胆固醇。

材料

南瓜··························	300 克（1/4 个）
（1/4 个南瓜可供 2 人食用）	
洋葱··························	1/4 个
四季豆························	2 根

酱汁

意大利油醋汁················ 适量

做法

1. 将南瓜去子，切成块状，放在盘中。
2. 将洋葱切成丝，放在南瓜上。
3. 准备一口锅，加入水，然后将四季豆放入，汆烫约 2 分钟，切碎后撒在南瓜上。
4. 将意大利油醋汁淋在上面即可。

小贴士

Q: 如何切洋葱才能不流泪？

A: 可以先冷藏 15~30 分钟再切，或者用热水浸泡 3 分钟再切。另外，顺着洋葱的厚纤维切，能减少对其细胞的破坏，从而减少其中气味的散失，以减轻其对眼睛的刺激。

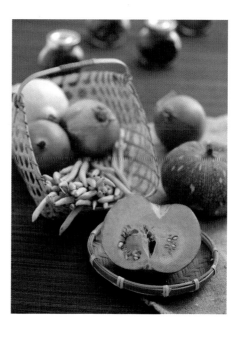

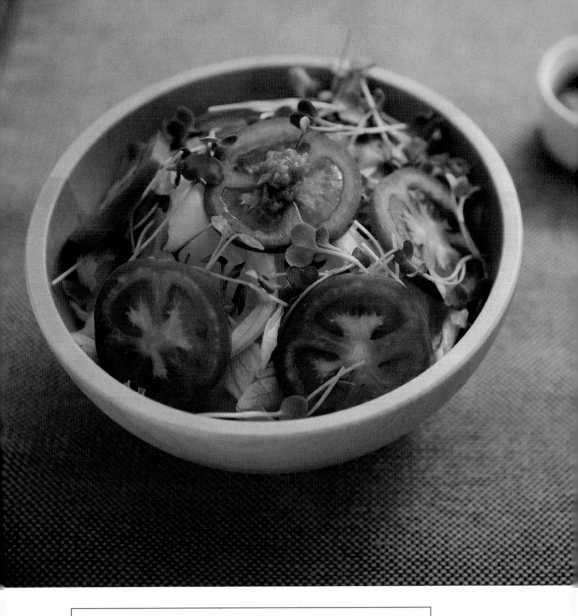

作用——抗氧化，调节肠胃功能，护肝。

食愈功能——消除疲劳，促进消化，促进肝功能恢复。

搭配酱汁——梅子油醋。

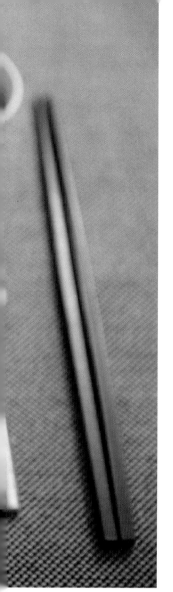

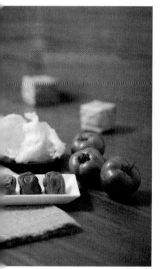

梅渍番茄沙拉

研究报告指出，梅子属天然的碱性食材，能帮助平衡体内血液的 pH。因此，多食用梅子对酸性体质者有益，能预防因酸性体质所引发的各种疾病。

材料

番茄…………………	1 个
生菜…………………	150 克
梅子…………………	3 个
橄榄油………………	30 毫升
白醋…………………	10 毫升
豆苗…………………	10 克

做法

1. 将梅子去子，留下梅肉，再与橄榄油及白醋搅拌混合，即成梅子油醋。
2. 将生菜洗净，切块，备用。
3. 将番茄洗净，切成圆片，备用。
4. 将豆苗洗净，备用。
5. 准备一只器皿，将生菜放入其中，铺上番茄片，撒上豆苗，淋上梅子油醋即可。

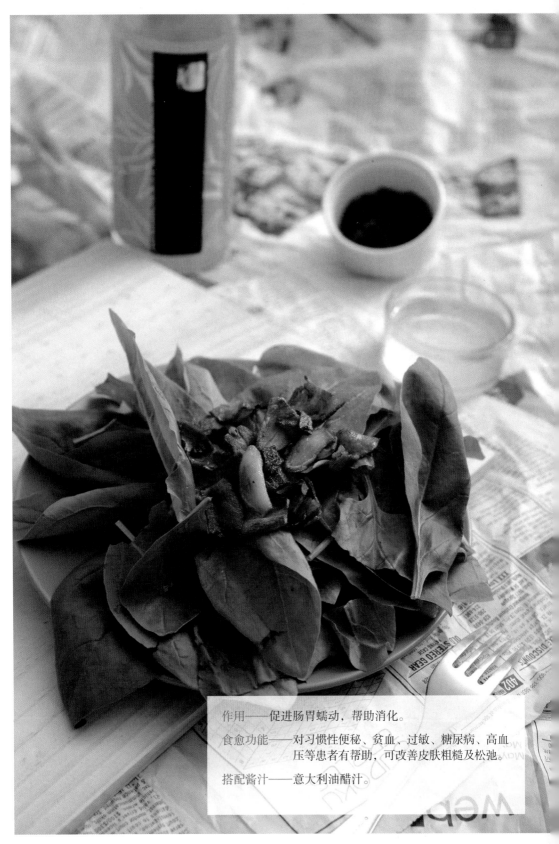

作用——促进肠胃蠕动，帮助消化。

食愈功能——对习惯性便秘、贫血、过敏、糖尿病、高血压等患者有帮助，可改善皮肤粗糙及松弛。

搭配酱汁——意大利油醋汁。

菠菜培根沙拉

菠菜富含维生素 A、维生素 C 及矿物质，吃菠菜对胃肠疾病、痛风、皮肤病、贫血等有一定疗效。

材料

菠菜	250 克
培根片	2 条
大蒜	2 瓣
芦荟醋	70 毫升
橄榄油	20 毫升
盐	3 克
胡椒粒	4 粒
果糖	15 毫升

做法

1. 将菠菜洗净，沥干，切成段，备用。大蒜切片，备用。
2. 起油锅，将蒜片炒成蒜片干，但注意不要炒焦。
3. 直接将培根片放入锅内拌炒 2~3 分钟，取出后剪成碎片。
4. 将芦荟醋与橄榄油拌匀，再加盐与研磨过的胡椒粒拌匀，作为酱汁。若怕酸，可加入 15 毫升果糖调味。
5. 将炒好的蒜片与碎培根撒在菠菜上，再依个人喜好淋上调好的酱汁即可。

小贴士

Q: 如何挑选最新鲜的菠菜？

A: 挑选菠菜可从叶片及茎部来观察。茎部的褶痕越少越好，尽量不要受损；叶片保持翠绿，尽量不要有黄叶。喜欢稍脆口感的人，可以挑茎较粗一点的，因为其纤维质较多；喜欢稍软嫩口感的可挑茎较细的。

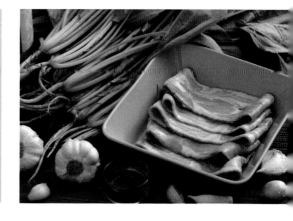

小黄瓜酸奶沙拉

小黄瓜是水分多、热量低的食材，也是爱美人士的瘦身食材，不仅能帮助排除身体多余的水分与毒素，还能解决下半身肥胖的问题。此外，小黄瓜富含维生素 C，也是养颜美容的天然保养品。

材料

小黄瓜⋯⋯⋯⋯⋯⋯⋯⋯⋯⋯ 1 根
生菜⋯⋯⋯⋯⋯⋯⋯⋯⋯⋯⋯ 500 克
草莓⋯⋯⋯⋯⋯⋯⋯⋯⋯⋯⋯ 6 颗
酸奶⋯⋯⋯⋯⋯⋯⋯⋯⋯⋯⋯ 适量

做法

1. 将小黄瓜、生菜洗净，沥干。
2. 将小黄瓜切片，将草莓对半切开后备用。
3. 将以上食材均匀置入盘中，倒入酸奶即可食用。

草莓酸奶沙拉

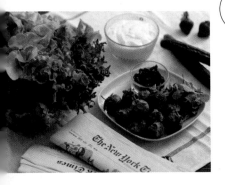

材料

草莓⋯⋯⋯⋯⋯⋯⋯⋯⋯⋯⋯ 6 颗
生菜⋯⋯⋯⋯⋯⋯⋯⋯⋯⋯⋯ 500 克
小黄瓜⋯⋯⋯⋯⋯⋯⋯⋯⋯⋯ 1 根
葡萄干⋯⋯⋯⋯⋯⋯⋯⋯⋯⋯ 20 颗
薄荷叶⋯⋯⋯⋯⋯⋯⋯⋯⋯⋯ 3 片
酸奶⋯⋯⋯⋯⋯⋯⋯⋯⋯⋯⋯ 适量

做法

1. 将生菜、薄荷洗净沥干，小黄瓜洗净切片，草莓对半切开。
2. 将以上食材均匀置入盘中，撒上葡萄干，倒入酸奶即可食用。

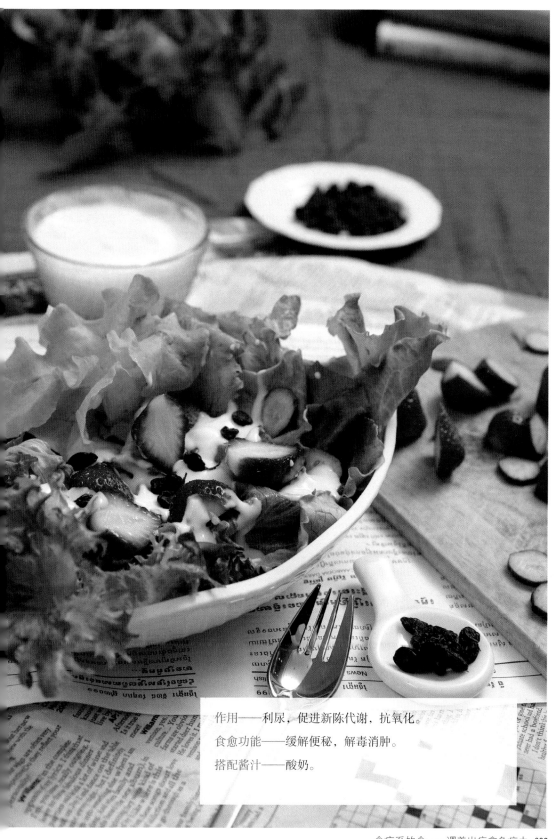

作用——利尿，促进新陈代谢，抗氧化。

食愈功能——缓解便秘，解毒消肿。

搭配酱汁——酸奶。

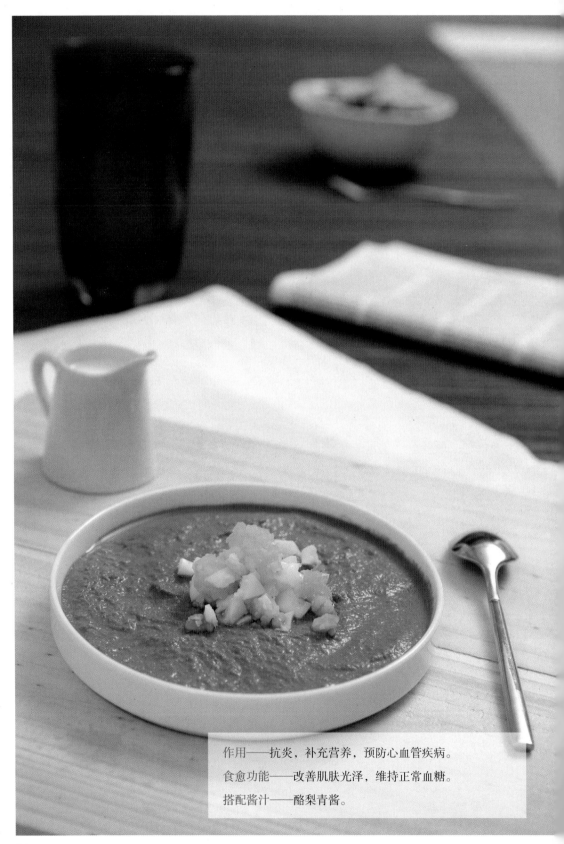

作用——抗炎，补充营养，预防心血管疾病。

食愈功能——改善肌肤光泽，维持正常血糖。

搭配酱汁——酪梨青酱。

酪梨沙拉

酪梨含有丰富的单不饱和脂肪酸、维生素E、膳食纤维等20多种营养素，对身体有很多好处。

材料

酪梨	2个
海盐	1.5克
橄榄油	15毫升
生菜	200克
鸡蛋	1颗
香菜	1把
黑胡椒粉粗粒	少许

做法

1. 将酪梨对半切开，并拿小汤匙挖出果肉后备用。
2. 将生菜洗净后沥干，切成片后备用。
3. 将酪梨果肉放入器皿中，倒入橄榄油，然后将鸡蛋打入器皿中，与香菜、海盐、黑胡椒粉粗粒一起放入果汁机中，约打15秒，这样酪梨青酱即完成。
4. 将生菜铺于沙拉碗中，再加入酪梨青酱，混合均匀即可。

小贴士

Q: 怎样的酪梨最好吃？

A: 果型饱满完整、果皮的皮孔有些小斑，成熟度会较好，口感上也很不错。酪梨品种有早熟、中熟、晚熟等，也可通过储藏而后熟，5~10天后便可享用诱人的果肉。一般酪梨若用袋子包好冷藏，可保存7天；若放置在冷冻室中，则可保存1个月左右，但建议2天内食用完最好。

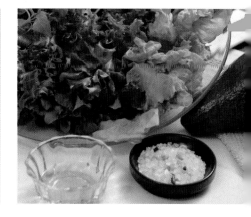

橙子香柚沙拉

1~2 人份

柚子吃起来酸甜略带苦味，果肉本身富含维生素 C 及大量营养素、天然微量元素，是医学界公认的最具食疗功效的水果。即使如此，在食用上仍要限量，不宜多食，否则不仅会影响肝脏解毒，甚至会伤及肝脏，引发身体其他不良的反应，适量吃身体才不会有负担。

材料

甜橙	1 颗
柚子	1 个
盐	1 小撮
薄荷叶	4 片
欧芹	1 小撮
芦荟醋	59 毫升
橄榄油	10 毫升
胡椒粒	20 颗
蜂蜜	1/4 杯

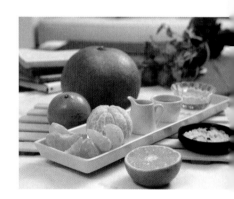

做法

1. 将甜橙切半，再将一半的甜橙用刀顺着皮边划一圈切开。
2. 柚子切开，去皮取果肉片。
3. 将欧芹洗净擦干，切碎撒在柚子上。
4. 薄荷叶放在甜橙上。
5. 在橄榄油中加入芦荟醋，放入胡椒粒，撒一点盐，即成意大利油醋汁。（喜欢蜂蜜者可用蜂蜜替代油醋汁。）油醋汁做完后淋于柚子上即可。

小贴士

Q: 怎样的香柚比较好吃？
A: 选尖不选圆——上面的头略呈尖形的香柚口感比圆形的好。
　　选大不选小——较大的香柚水分多且饱满。
　　选重不选轻——香柚在手上掂掂看，以厚重饱满为佳。
　　选黄不选青——香柚越黄，口感越好越香甜。

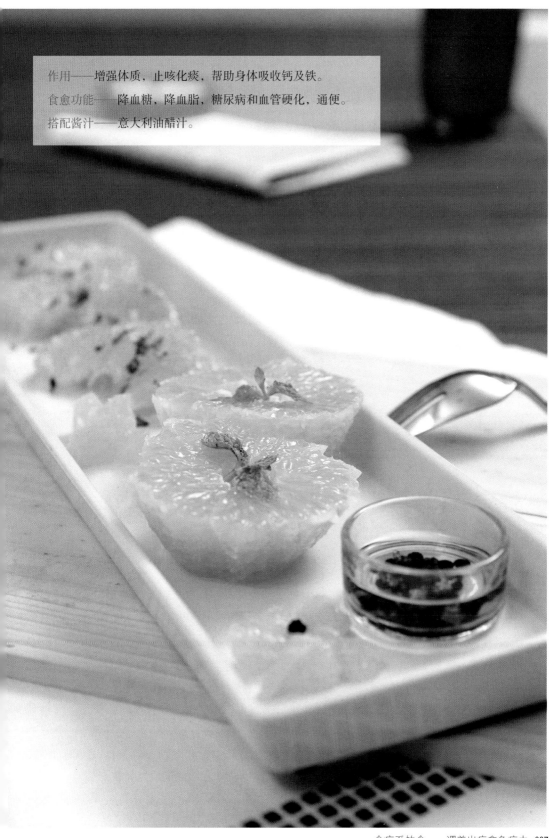

作用——增强体质，止咳化痰，帮助身体吸收钙及铁。

食愈功能——降血糖，降血脂，糖尿病和血管硬化，通便。

搭配酱汁——意大利油醋汁。

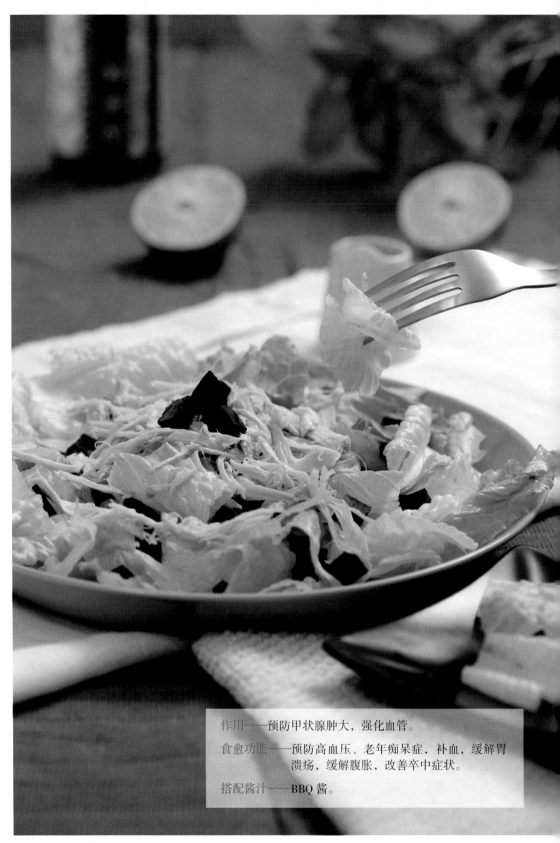

作用——预防甲状腺肿大，强化血管。

食愈功能——预防高血压、老年痴呆症，补血，缓解胃
溃疡，缓解腹胀，改善卒中症状。

搭配酱汁——BBQ 酱。

柠檬烤鸡佐甜菜根沙拉

2人份

甜菜根在美国及欧洲国家是常见食材，其中所含的纤维能够保持肝脏抗氧化活性，也能降低消化道内的胆固醇。

材料

柠檬	半个
烤鸡	300 克（约 1 只鸡腿的量）
甜菜根	1 棵
蔓萝	2 束
芦荟醋	20 毫升
橄榄油	40 毫升
胡椒粉粒	少许
盐	1 克

做法

1. 将蔓萝洗净沥干，切成段，备用。
2. 将甜菜根洗净，切成丁状，备用。
3. 将买回的烤鸡撕成细丝，备用。
4. 将蔓萝段和甜菜根丁拌匀，再均匀撒上鸡丝。
5. 将柠檬挤成汁，加入盐、芦荟醋与橄榄油拌匀。
6. 用研磨器将胡椒粉粒压碎后，加入做法 5 的成品中，拌匀后淋于沙拉上即可。

小贴士

油醋汁调好后先试试咸度，不够的话可酌量加盐。

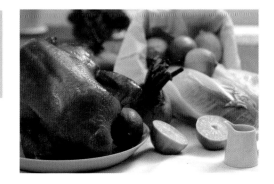

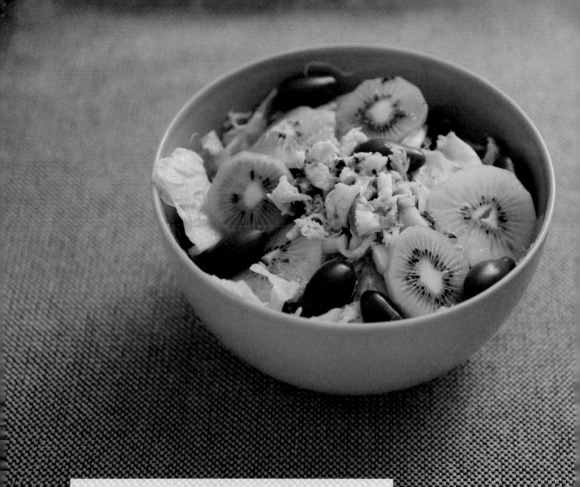

作用——排毒，增强身体免疫力，预防感冒。

食愈功能——减少体内废物，消除疲劳。

搭配酱汁——美乃滋塔塔酱。

小贴士

Q：蒸螃蟹的时间应控制在多久才比较美味？

A：依照体形来蒸蟹最准确，大螃蟹约蒸 15 分钟，小螃蟹
约蒸 12 分钟。螃蟹蒸熟后会变红，即可享受美味。

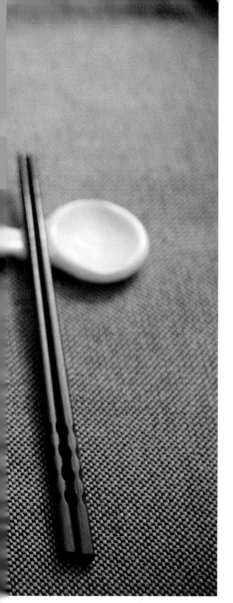

（1人份）猕猴桃蟹肉沙拉

　　猕猴桃中所含的维生素C是柑橘的5~10倍，能提高免疫力，也能抑制亚硝胺的形成，应该经常食用。

材料

猕猴桃……………………	1个
蔓萝……………………	半棵
生菜……………………	半棵
小番茄……………………	约10个
苜蓿芽……………………	少许
青蟹……………………	1只

酱汁

美乃滋塔塔酱……………	适量

做法

1. 将蔓萝及生菜切成段，备用。
2. 将猕猴桃切片，苜蓿芽、小番茄洗净，备用。
3. 将青蟹蒸熟约15分钟。
4. 将青蟹用菜刀刀背敲碎后，取出蟹肉，备用。
5. 将做法1及做法2的材料铺于沙拉碗中，再将蟹肉与之混合，搅拌均匀，淋上美乃滋塔塔酱即可。

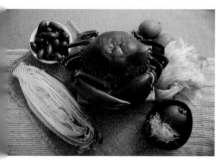

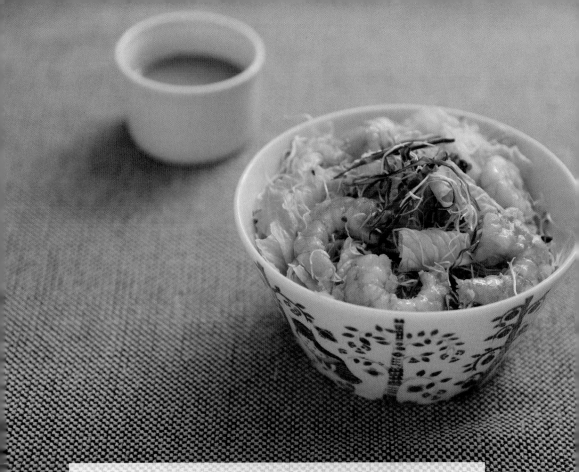

作用——健胃，保护心血管，防止动脉硬化，强身健体，通乳。

食愈功能——预防高血压，降低胆固醇。

搭配酱汁——凯撒沙拉酱。

小贴士

Q：如何挑选最新鲜安全的虾仁？虾仁的保存期限是多久？

A：别以为虾仁饱满，吃起来脆脆就是新鲜，那可是大错特错！

　　挑选鲜虾仁的标准：

　　1.外观略带青灰色或有网纹，前端粗圆后端尖细，呈弯钩状，肉色鲜艳。

　　2.下锅炒时有韧度，水分释出较少。

　　挑选冷冻虾仁以外观无色透明、手感饱满富有弹性者为佳。

　　保存期限为1~2天，宜放冷冻室保存。

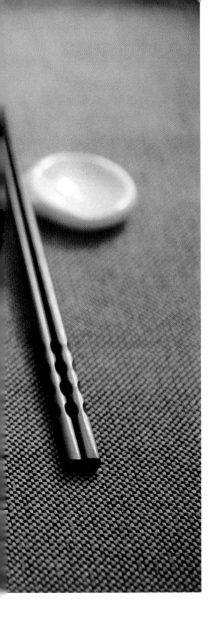

(1人份) 虾仁莴苣沙拉

　　虾仁的蛋白质含量丰富，甚至高过鱼类与奶类，对成长中的孩童很有益。煮虾仁常会遇到虾腥味问题，我们可以用肉桂棒泡的水来去除腥味。

材料
虾仁	7只
苹果	半个
生菜	100克
苜蓿芽	10克
紫甘蓝	10克
盐	适量
橄榄油	20毫升
大蒜	2瓣

酱汁
凯撒沙拉酱	适量

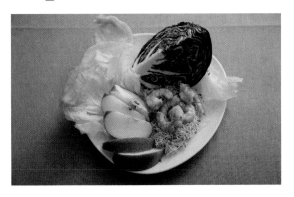

做法

1. 将鲜虾仁洗净，若有肠泥则剔除干净后备用。
2. 起油锅，倒入20毫升橄榄油，将大蒜爆香，放入虾仁炒熟，然后撒一点盐调味。
3. 将苹果切成小丁状，苜蓿芽洗净，生菜洗净切成条状，紫甘蓝洗净后切成丝状，备用。
4. 将苜蓿芽、生菜条、苹果丁拌匀。
5. 将虾仁摆在上方，将紫甘蓝丝撒在最上面即可。

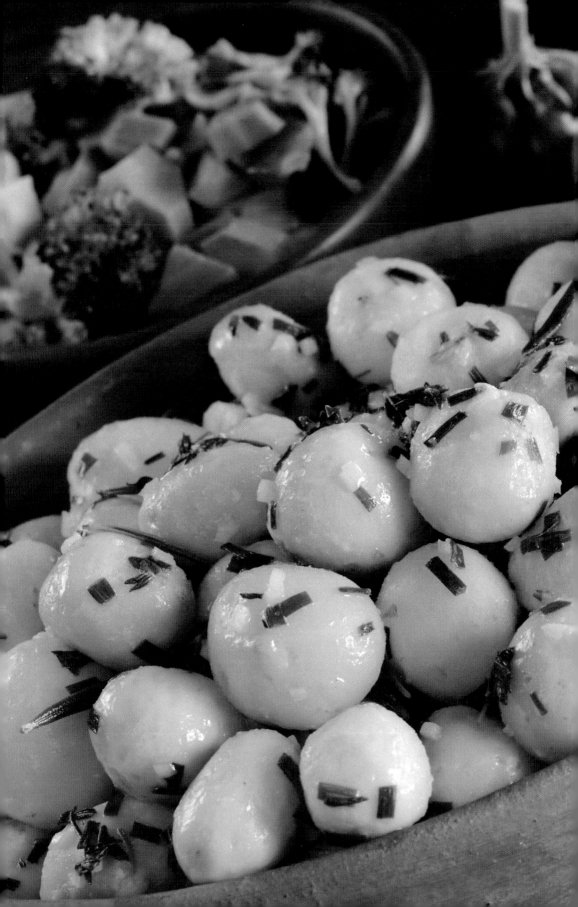

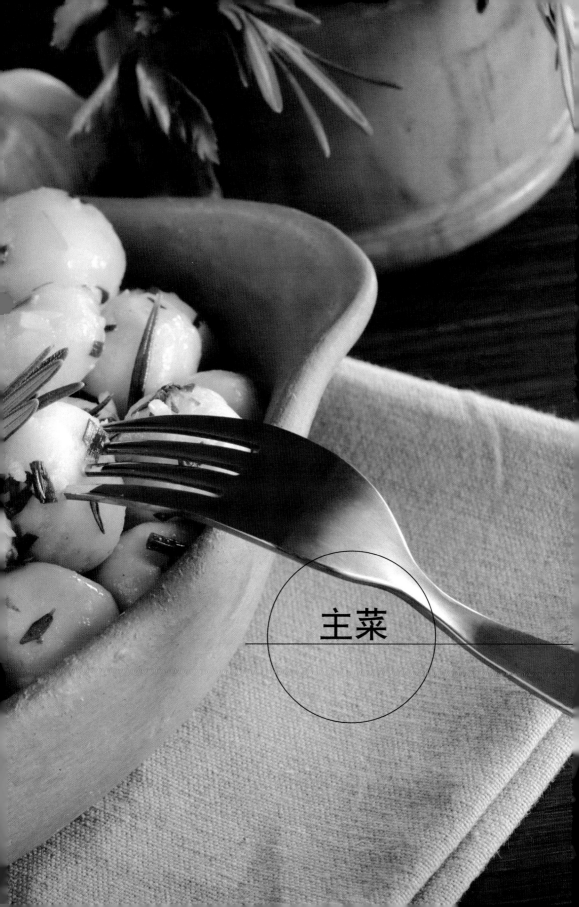

主菜

坚果全麦三明治

核桃是食疗佳品，具有多种营养成分，其中的不饱和脂肪酸能降低胆固醇，对心脏保养及心血管维护相当有益。腰果含有维生素和矿物质，并且有软化血管的作用，对保护血管、防治心血管疾病有益。

材料

盐味奶油……………………	10 克
鲔鱼罐头……………………	半盒
腰果…………………………	7 个
核桃…………………………	7 个
罗根酱………………………	1 小茶匙（约 10 克）
美乃滋………………………	80 克
法式芥末子酱………………	10 克
全麦吐司……………………	2 片

做法

1. 先将全麦吐司放入烤箱，烤 1~2 分钟，让其表面微焦即可。
2. 将腰果、核桃放进研磨机中研磨成碎块，若无研磨器材，可以用刀背敲碎。
3. 将罗根酱、法式芥末子酱、美乃滋、鲔鱼、盐味奶油一起拌匀成酱。
4. 将做法 3 中拌成的酱抹在吐司上，撒上做法 2 中的碎块，再盖上另一片吐司即可。

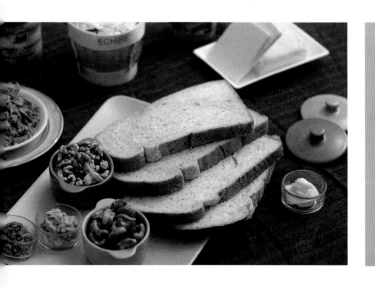

小贴士

人体随着年龄增长，夜间分泌褪黑激素的能力会衰弱，如果你的睡眠质量不佳，可食用核桃来改善，但食用时切勿过量，每天不宜超过10个。如果睡前核桃吃得过多，反而会影响睡眠。

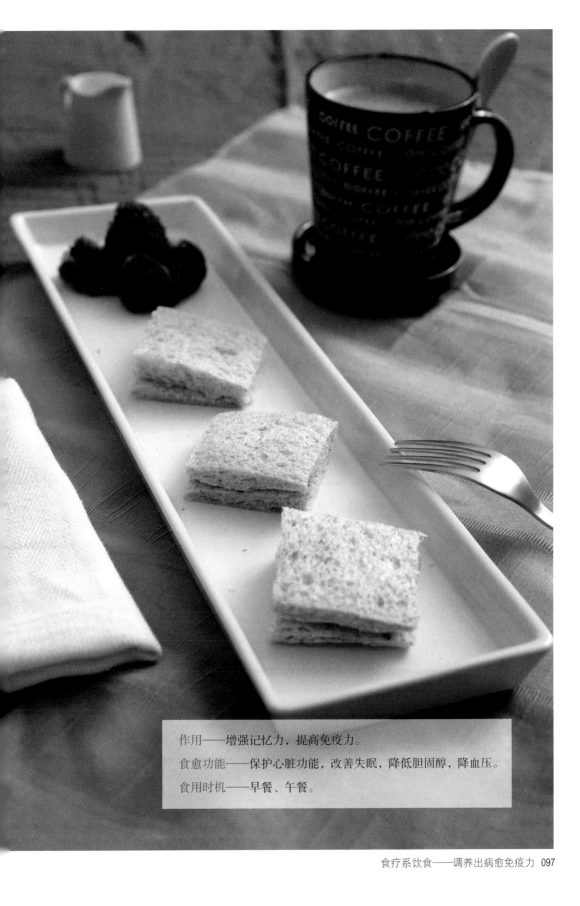

作用——增强记忆力，提高免疫力。

食愈功能——保护心脏功能，改善失眠，降低胆固醇，降血压。

食用时机——早餐、午餐。

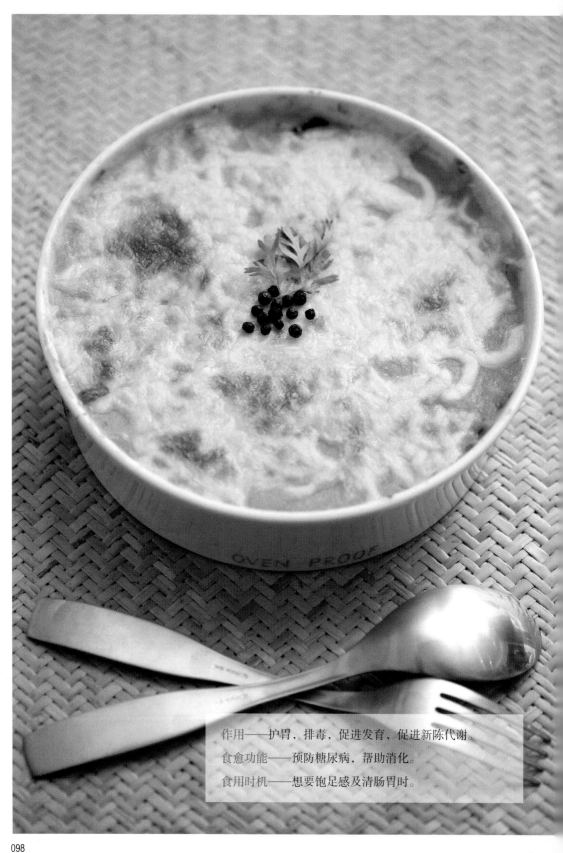

作用——护胃，排毒，促进发育，促进新陈代谢。
食愈功能——预防糖尿病，帮助消化。
食用时机——想要饱足感及清肠胃时。

焗南瓜

南瓜营养丰富，但很多人会觉得它皮厚难切，我来教你一个切南瓜的便利方法——先在南瓜顶部和底部各切一刀，再削去南瓜皮，对半切开后，去除瓜子，即可任意切块。

材料

南瓜	1 个（约 500 克）
猪肉馅	200 克
乳酪丝	100 克
大蒜	2 瓣
米酒	3 滴
酱油	10 毫升
胡椒粉	少许
盐	少许
水	50 毫升

做法

1. 将南瓜洗净，去皮，去子，切成块，蒸熟。
2. 将大蒜剥皮，切成碎蒜粒。
3. 在猪肉馅中加入碎蒜粒、米酒及酱油，戴上手套，用手均匀搅拌 1 分钟后，再撒入盐及胡椒粉搅拌均匀，取一个容器，倒入搅拌好的肉馅。
4. 将蒸熟的南瓜及 50 毫升水放入果汁机中，绞成泥状后取出，倒至肉馅上。
5. 撒上乳酪丝，放入烤箱中，以 150℃烤 15~20 分钟，烤成金黄色即可。

小贴士

Q：如何挑选最新鲜、好吃的南瓜？如何保存最合适？
A：①瓜蒂连瓜身，瓜身完整，表示新鲜可保存较久。②用手指按压，表皮坚硬则代表瓜老熟、风味好，甜度较佳。③金黄色为佳，颜色越淡代表瓜龄越浅，风味及甜度均不够成熟。④一般切开去子后，分袋冷藏，保鲜时间较久。

Q：超硬南瓜如何剥皮？
A：将南瓜放入电饭锅中煮熟，约煮 3 分钟后，用手指按压表皮已软即可，待凉取出，用刀去皮就简单了。

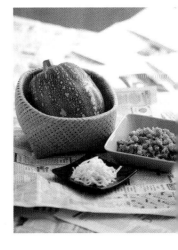

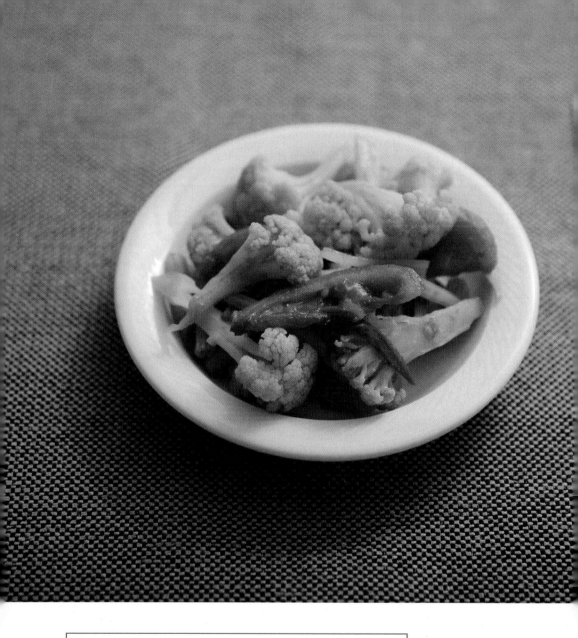

作用——提升免疫力，增强体质。

食愈功能——平肝降压，利尿消肿。

量与时机——每餐吃约 50 克可保养身体，女性生理期可食用。

花椰菜青蔬

好的食物不需要过度调味，只要加点盐及橄榄油就很美味了。这样的料理方式能减少食用时毒素的累积。

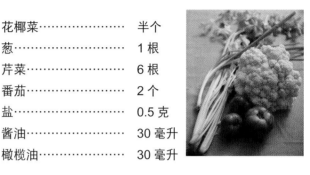

材料

花椰菜·················· 半个
葱····················· 1 根
芹菜··················· 6 根
番茄··················· 2 个
盐····················· 0.5 克
酱油··················· 30 毫升
橄榄油················· 30 毫升

做法

1. 将花椰菜洗净，切成朵，备用。

2. 将葱洗净，切成段，备用。

3. 将芹菜洗净，切成段，备用。

4. 将番茄洗净，切成块，备用。

5. 准备一口锅，锅内加入 1000 毫升水煮沸，将花椰菜朵汆烫约 3 分钟，取出后沥干。

6. 另起锅，将橄榄油倒入锅中，热锅约 30 秒后，放入番茄块炒约 30 秒。

7. 放入芹菜段、花椰菜朵拌炒 1 分半钟，再加入葱段，撒上盐及 1 汤匙（30 毫升）酱油调味即可。

小贴士

Q: 如何让炒过的芹菜看着翠绿、吃着不走味？

A: 炒到一半时关火焖一下是关键，可以依靠锅内的余温让芹菜熟透，避免因为过度拌炒而失色、失味，不妨尝试一下。

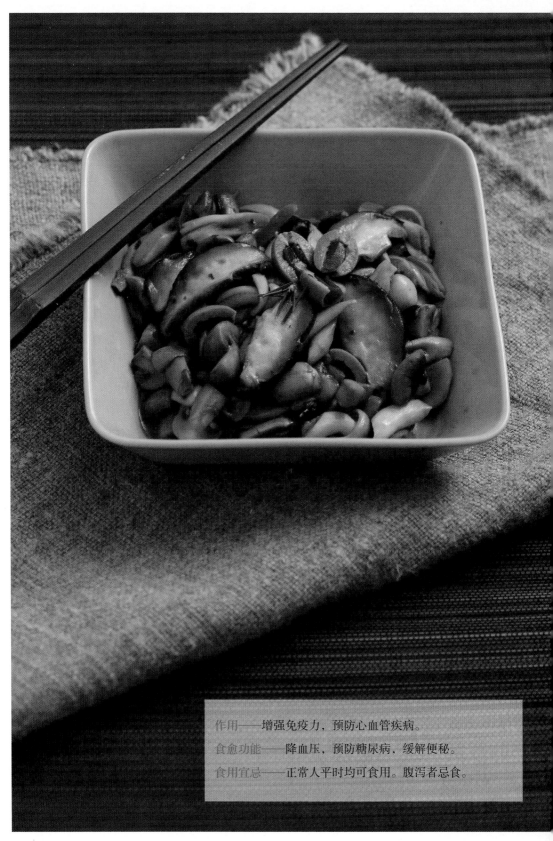

作用——增强免疫力，预防心血管疾病。

食愈功能——降血压，预防糖尿病，缓解便秘。

食用宜忌——正常人平时均可食用。腹泻者忌食。

意式橄榄炒蘑菇

这道菜是精心设计的养生菜。橄榄含有蛋白质和多种氨基酸。当橄榄遇上各式菇类，不但味道鲜美，而且食疗的功能随之增强，更能满足素食主义者的需求。

材料

蘑菇	100 克	迷迭香	30 克
香菇	100 克	酱油膏	30 毫升
珊瑚菇	100 克	黑醋	5 毫升
杏鲍菇	100 克	橄榄油	30 毫升
辣椒	1 个	米酒	20 毫升
橄榄	5 颗	日本味啉	20 毫升

做法

1. 将杏鲍菇洗净，切成片（厚约 0.2 厘米）。
2. 将香菇洗净，切除茎部，切成片（厚约 0.2 厘米）。
3. 将珊瑚菇洗净，切除根培养土，再将其切成一条一条的。
4. 将蘑菇洗净，将菇伞切成四等份。
5. 将辣椒切成细丝，备用。
6. 将橄榄对半切开，备用。
7. 剪下一撮迷迭香，备用。
8. 准备一口锅，烧热，将橄榄油倒入锅中，用中火加热 30 秒。
9. 放入迷迭香，拌炒 10 秒钟。
10. 将蘑菇、珊瑚菇、香菇、杏鲍菇放入锅中，并开大火。
11. 加入酱油膏、米酒、黑醋和日本味啉炒 2 分钟，加入橄榄，续炒 30 秒。
12. 起锅前，均匀撒上辣椒丝。

小贴士

每天食用 2 ~ 3 颗橄榄，可预防上呼吸道感染。发育中的儿童经常食用，有助于骨骼发育。

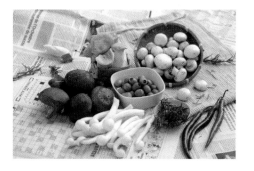

意式海鲈鱼生鱼片

4
人份

鲈鱼有黑、白两种颜色，鱼肉鲜厚肥嫩，宜清蒸、红烧、炖汤。

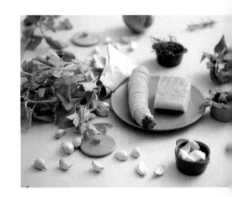

材料

海鲈鱼	250 克
大蒜	2 瓣
黄栉瓜	1 个
迷迭香	8 克
罗勒叶	3 克
洋葱	1/4 个
海盐	3 克
黑胡椒粉	1 克
黑胡椒粒	1 克
日本鲣鱼酱油	50 毫升
橄榄油	30 毫升
白醋	10 毫升

做法

1. 将黄栉瓜洗净，切成 0.3~0.4 厘米厚的圆片，备用。

2. 将迷迭香洗净后拔除根茎，留下叶子，备用。

3. 将罗勒叶洗净，切碎，备用。

4. 将大蒜去皮，切碎，备用。洋葱洗净，切碎，备用。

5. 将海鲈鱼切成 0.1~0.2 厘米厚的薄片。

6. 起锅烧热，将橄榄油倒入锅中，开中火热锅 30 秒后，放入蒜末和洋葱末拌炒爆香，加入黄栉瓜片，撒上海盐与少许黑胡椒粉，炒 1 分钟即可起锅备用。

7. 将迷迭香、罗勒叶摆于炒好的黄栉瓜上作装饰。

8. 再把海鲈鱼片卷成圆筒状，放置于黄栉瓜上。

9. 最后将日本鲣鱼酱油、白醋、橄榄油、海盐和黑胡椒粒（研磨后），一同搅拌均匀，即成为和风沙拉酱，再将酱汁淋于鱼片上即可。

小贴士

处理海鲈鱼时用锋利一点的刀子，例如寿司刀。

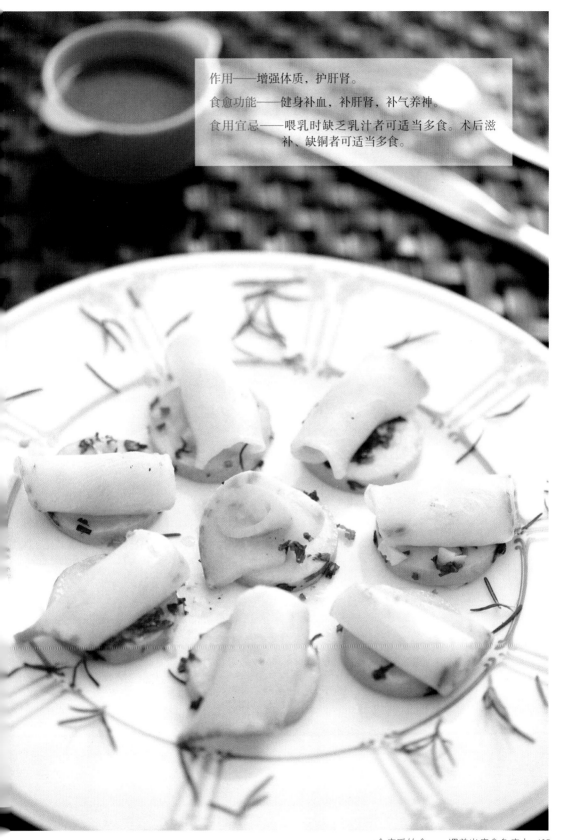

作用——增强体质，护肝肾。

食愈功能——健身补血，补肝肾，补气养神。

食用宜忌——喂乳时缺乏乳汁者可适当多食。术后滋
补、缺铜者可适当多食。

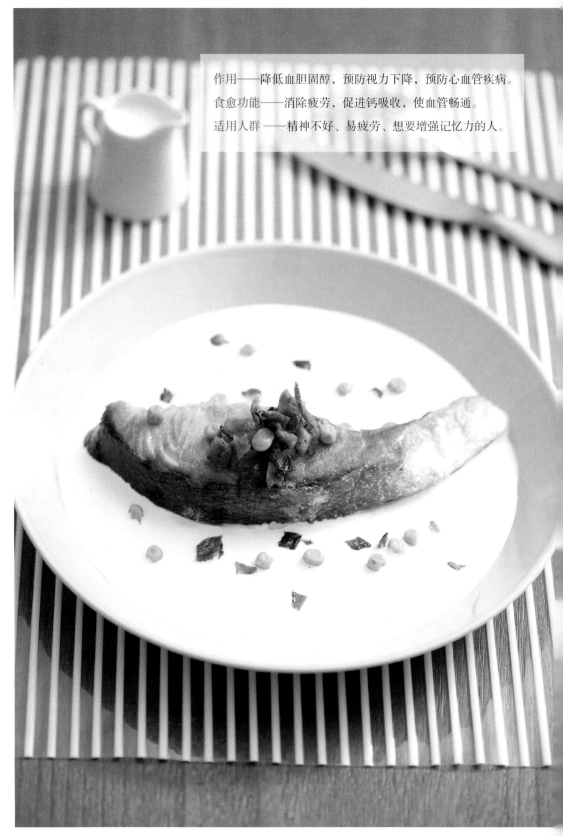

作用——降低血胆固醇，预防视力下降，预防心血管疾病。

食愈功能——消除疲劳，促进钙吸收，使血管畅通。

适用人群——精神不好、易疲劳、想要增强记忆力的人。

鲜奶油煎鲑鱼

4 人份

关于鲑鱼料理，虽然日本人习惯于腌渍与烧烤，但更多时候他们食用鲑鱼生鱼片；北欧及美国人则制作烟熏鲑鱼，或将其做成罐头保存。这道鲑鱼料理较健康而低热量，能让身体补足需要的营养，对于发育中的儿童与高龄老人而言更有帮助。

材料

鲑鱼	1 条（约 400 克）
奶油（黄油）	20 克
鲜奶油	150 毫升
培根	2 条
豌豆	20 克
橄榄油	30 毫升
盐	少许

做法

1. 用 500 毫升水将豌豆煮约 7 分钟，备用。
2. 将鲑鱼用餐巾纸擦干，用少许盐抹在正反两面。
3. 平底锅起锅，开中火，倒入橄榄油、奶油，加热约 30 秒，将鲑鱼放入锅中煎 5 分钟，再翻面煎 5 分钟后取出。
4. 重新起锅，开中火，将培根放入锅中煎熟，用剪刀将其剪成小片状。
5. 用另外一口锅，倒入鲜奶油，加少许盐，加热 2 分钟后将鲜奶油倒入盘中，将煎好的鲑鱼摆在盘上，并撒上培根片与豌豆即可。

小贴士

购买时先了解锅的使用方法才能做出好的料理，厨艺新手建议用不粘锅。煎鱼要热锅冷油，待油温够热后用中火煎，切忌经常翻面才不会让鱼皮破损。

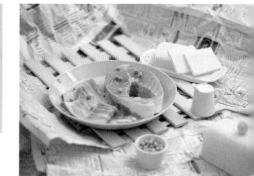

鲑鱼炖扁豆

（4人份）

扁豆中所含有的凝集素，分离提纯后按一定剂量注射到人体后，能用于免疫功能损伤的情况，促进造血。

材料

鲑鱼	1 块
洋葱	1/4 个
西芹	100 克
扁豆	2 杯（米量杯）
大蒜	3 瓣
橄榄油	30 毫升
盐	少许（3~6 克）
玉米粒	100 克

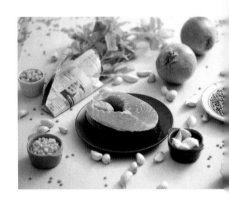

做法

1. 将洋葱去皮，切成末，备用。
2. 将芹菜洗净，切成末，备用。
3. 将大蒜剥皮，切成末，备用。
4. 用盐涂抹鲑鱼两面，并放置 10 分钟。
5. 准备一口平底锅，放入橄榄油，等油热时放入鲑鱼，将鲑鱼煎至两面熟，取出并切成块。
6. 将洋葱末、芹菜末、大蒜末放入油锅，拌炒 30 秒至 1 分钟，取出放入容器中。
7. 将扁豆倒入锅中，用 1000 毫升水泡 1 小时，加热煮至扁豆熟软。
8. 将玉米粒放入锅中，煮 1 分钟。
9. 将容器里的洋葱末、芹菜末、大蒜末加入锅中，与扁豆和玉米粒一同搅拌均匀。
10. 将做法 9 中的食物盛盘，并放上煎好的鲑鱼即可。

作用——降低血胆固醇，预防视力减退，预防心血管疾病。

食愈功能——消除疲劳，促进钙吸收，使血管畅通，排除体内毒素。

食用时机——精神不好、易疲劳、食欲不振时。

小贴士

扁豆一定要烧熟煮透，否则容易食物中毒。平时最好多吃焖扁豆、炖扁豆来保养身体。若使用新鲜玉米，则先将扁豆切成粒状再煮熟。

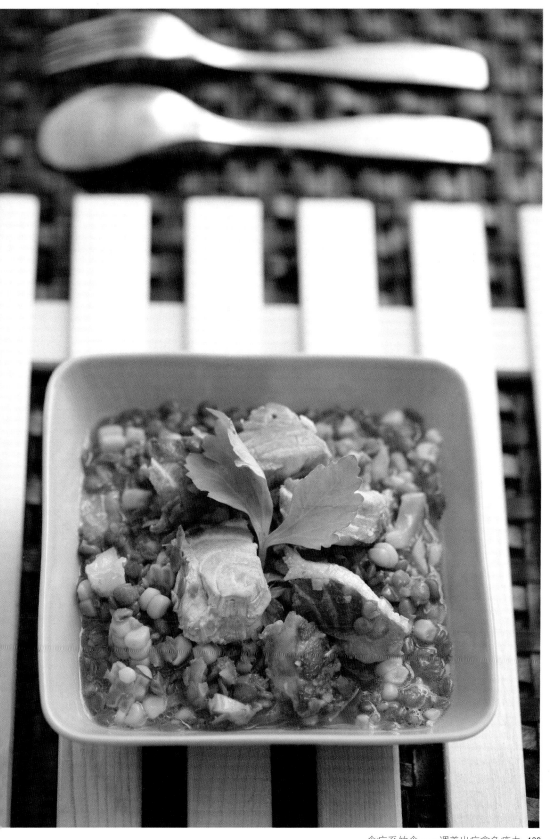

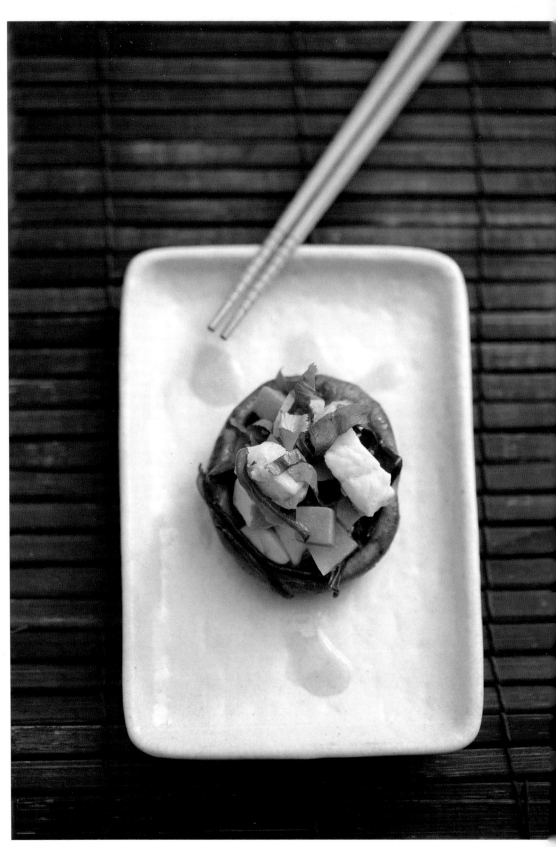

白萝卜豆干鱼塔

4 人份

鲈鱼富含高蛋白，手术后，为求伤口快速愈合，常被当做滋补的食材。

材料

白萝卜	1 根
豆干	4 块
鲈鱼	1 条（约 500 克）
木耳	2~3 片
姜汁	5 毫升
胡萝卜	1 根
香菜	少许
香菇	10 个
日本酱油	100 毫升

> 作用——增强体质，保护视力，增加元气。
>
> 食愈功能——术后恢复，增加乳汁分泌。
>
> 食用时机——术后、产后伤口不易愈合时。

做法

1. 将香菇洗净，切除根、柄，备用。
2. 将白萝卜、胡萝卜洗净去皮，切成丁状，备用。
3. 用专门料理鱼的刀将鱼去骨，去刺，对半切开，再切成小块，备用。
4. 将豆干切成丁状，备用。木耳洗净，切成细条状，备用。香菜切成碎末，备用。
5. 准备一口锅，放入 1000 毫升水与 100 毫升酱油煮沸，接着将胡萝卜丁、白萝卜丁、豆干丁加入锅中继续煮 8 分钟后，捞起沥干。
6. 将做法 5 中的食材和木耳条一起搅拌均匀。
7. 将 5 毫升姜汁加入鱼块中搅拌一下。
8. 将鱼块、胡萝卜丁、白萝卜丁，与木耳条及豆干丁均匀搅拌后，放置于香菇上，然后蒸熟。
9. 蒸好后，撒上香菜即可上桌。

小贴士

完美蒸鱼小秘诀：
将鱼铺于盘中，沥去水分，在鱼背上划三刀。准备一双筷子架在鱼身下，让鱼身不与盘子接触，如此一来就不用担心鱼没蒸透了。

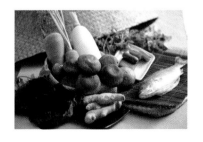

鲜菇芸豆鸡丁

（4人份）

芸豆是高铁、高钾、高纤维、低热量食物，含优质蛋白质，可以预防贫血、高血压，素食者可适当多摄取。

材料	
大香菇	1个
鸡腿	1只
大蒜	2瓣
豌豆	50克
玉米	2根
胡萝卜	1根
芸豆	50克
味露	5毫升
鲣鱼酱油	5毫升
糖	20克
盐	2克
酱油	5毫升
米酒	5毫升
橄榄油	40毫升
黑胡椒粉	少许

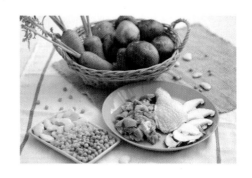

做法

1. 大香菇洗净切成片，鸡腿去骨切成丁，用酱油、米酒、糖一起拌匀，腌制20分钟。
2. 将豌豆、芸豆洗净，玉米剥成粒，胡萝卜切成丁，一起用滚水汆烫。
3. 将20毫升橄榄油倒入锅内，将大蒜爆香（但不要焦），将豌豆、芸豆、玉米粒及胡萝卜丁放入锅中，以中火拌炒，撒入盐、味露、鲣鱼酱油，备用。
4. 将20毫升橄榄油倒入锅内，热锅1分钟，倒入腌好的鸡腿肉，以中火拌炒3分钟，将做法3中的食材倒入后再一起拌炒，即可起锅装盘。
5. 将香菇与味露、鲣鱼酱油一起拌炒30秒，撒上黑胡椒粉，再加热至熟即可。
6. 将做法5中拌炒好的香菇放在盘中。

小贴士

芸豆中的钾能调节血压，食物应先清洗再烹调，建议要与其汤汁一起食用。

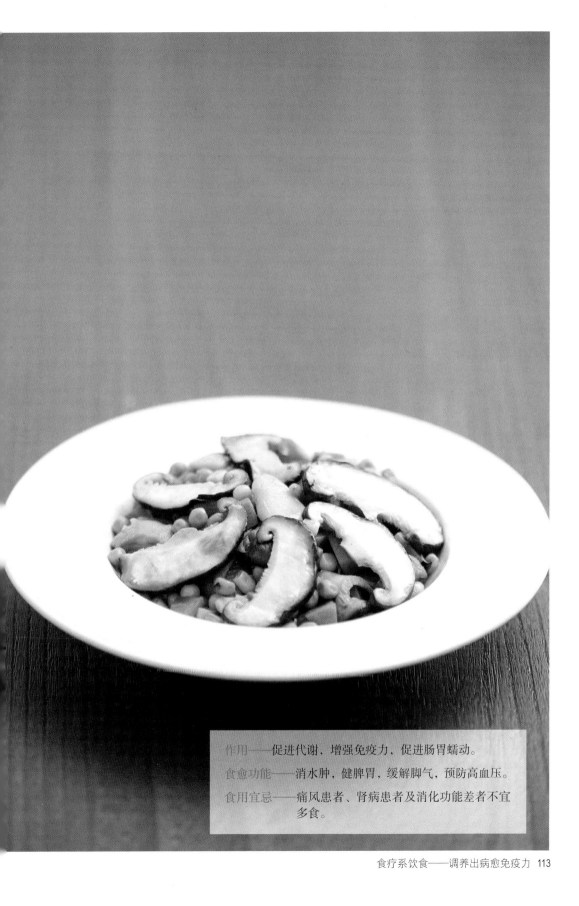

作用——促进代谢，增强免疫力，促进肠胃蠕动。

食愈功能——消水肿，健脾胃，缓解脚气，预防高血压。

食用宜忌——痛风患者、肾病患者及消化功能差者不宜多食。

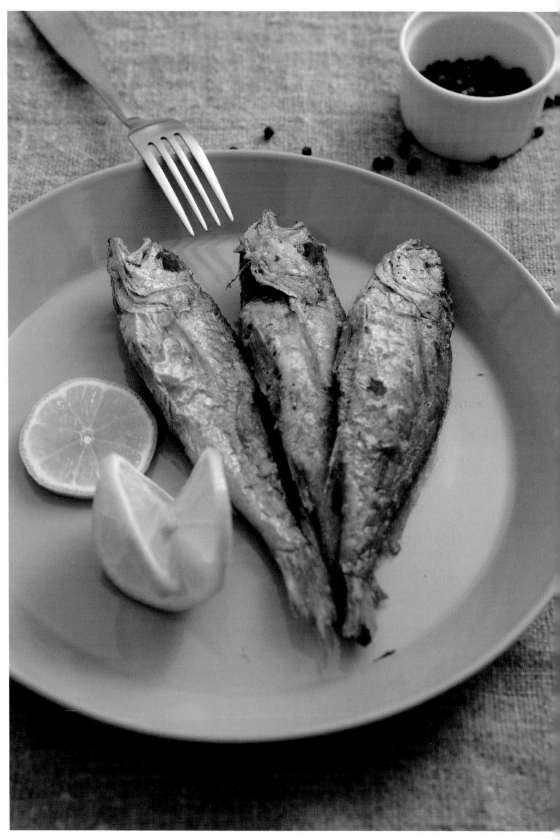

青柠渍鱼

4人份

青柠的维生素 C 和柠檬酸含量比柠檬稍高，果肉与果皮食用起来不但不似柠檬那样苦涩，而且多了些清香。

材料

鲜鱼	3 条
青柠	若干
红薯粉	适量
胡椒盐	适量
柠檬醋	30 毫升
蜂蜜	50 毫升
水	90 毫升
盐	适量

做法

1. 将 1000 毫升油加温至 100℃。（若不知道温度，可用竹筷子插入油中验看，当油起油泡即达到所需温度。）
2. 将鲜鱼裹上红薯粉，拌入一点盐，下油锅炸至金黄色即可取出，控干。
3. 取出后可撒上胡椒盐，蘸青柠醋吃。
4. 取青柠汁 30 毫升，与 30 毫升柠檬醋、90 毫升水及 50 毫升蜂蜜混合，搅拌均匀即成青柠醋。

小贴士

Q：青柠与柠檬用途有何不同？
A：青柠主要用于烹饪调味及调酒，而柠檬的用途更广。

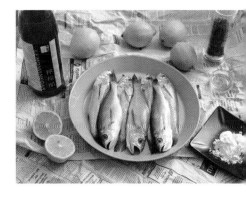

作用——促进代谢、增强免疫力、美颜。

食愈功能——预防骨质疏松、感冒。

食用时机——需要者可经常食用。

蛋黄酱佐明太鱼子马铃薯

明太鱼又名黄线狭鳕，是某些地方的人喜爱食用的鱼类，可用辣椒等香料腌制。明太鱼子含有丰富的蛋白质、DHA、EPA、维生素和矿物质。

材料
- 生鸡蛋 ·························· 1个
- 马铃薯 ·························· 1个
- 明太鱼 ·························· 1条
- 橄榄油 ·························· 5毫升
- 美乃滋 ·························· 20毫升

作用——强健体质。

食愈功能——恢复视力，消除眼袋。

食用时机——老年人、糖尿病患者宜少吃。

做法
1. 马铃薯洗净、去皮，切成厚0.5~1.0厘米的薄片，用米量杯量半杯水，来蒸马铃薯。
2. 将明太鱼子取出。
3. 蛋黄酱做法：将生鸡蛋的蛋清滤去，留下蛋黄，将蛋黄与美乃滋、橄榄油搅拌均匀。
4. 先将蒸好的马铃薯取出，再将蛋黄酱与明太鱼子均匀地涂抹其上，其后放入烤箱以150℃烤10分钟。

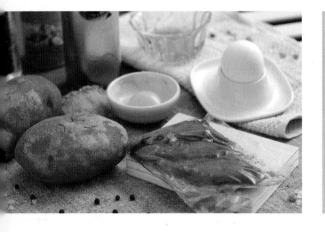

小贴士

Q: 如何挑选最新鲜好吃的马铃薯?

A: 表皮红褐色，光滑完整而无凹痕、未发芽、未损伤者为上品。已发芽的马铃薯有毒，不宜食用。较潮湿的环境易使马铃薯发芽，所以尚未烹调时可用纸包住马铃薯，存放在阴凉干燥的地方。

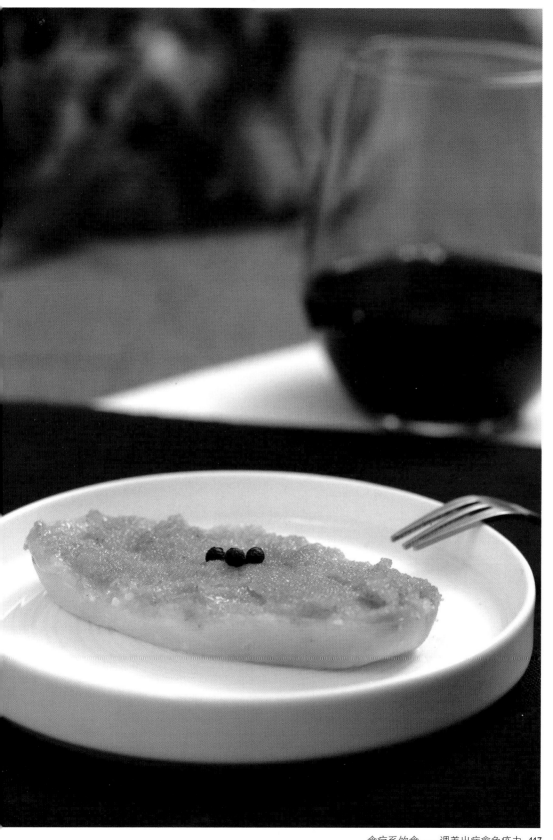

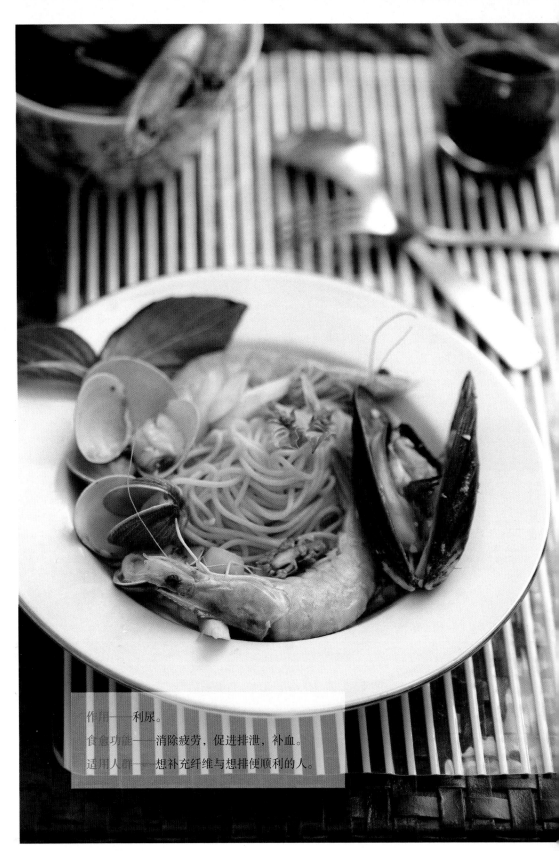

作用——利尿。

食疗功能——消除疲劳，促进排泄，补血。

适用人群——想补充纤维与想排便顺利的人。

海鲜芦笋意大利面

（3人份）

早在 2000 多年前，欧洲人就已发现食用芦笋的好处，认为它能有效改善并治疗高血压，利尿消肿，并普遍食用它，把它当成健体强身的保养品。

材料

芦笋	70 克（约 3 根）
洋葱	半个
蛤蜊	250 克
淡菜（青口）	4 个
大蒜	6 瓣
白虾	6 只
透抽（剑尖枪乌贼）	1 只
意大利面	2 束
罗勒	25 克
橄榄油	60 毫升
白酒	20 毫升
盐	1 克（可酌量）
胡椒粉	少许

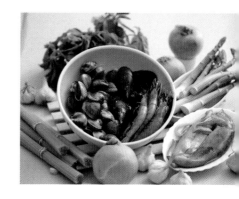

做法

1. 用沸水将意大利面煮 7 分钟后，捞起，备用。
2. 将大蒜拍碎切细，备用。
3. 将洋葱去皮，切碎，放入容器中。
4. 将芦笋洗净，再切成小斜段。
5. 将透抽洗净，从中间切开，去除内脏与软骨，再斜切花刀，并切成小块。
6. 将 60 毫升橄榄油放入锅中加热约 30 秒，放入大蒜末爆香约 30 秒。
7. 加入洋葱拌炒 30 秒，放入芦笋，再放入蛤蜊、淡菜、白虾及透抽拌炒一下，盖锅盖焖约 2 分钟，淋一点白酒。
8. 打开锅盖，将意大利面放入炒锅内一同拌炒，撒上盐和胡椒粉，加入罗勒拌炒 20 秒即可。

小贴士

Q: 如何挑选出最新鲜的芦笋？

A: 白芦笋宜挑选长约 20 厘米，笋尖紧密，色泽白，外观上无明显损伤者。若发现白芦笋有由乳白翻红的状况，表示已变质，应避免选购。绿芦笋应挑选全株形状正直，笋尖鳞片紧密，颜色亮泽，细嫩粗大，外观上无明显损伤者。

西蓝花贝壳面佐青酱

　　栉瓜外观颇像小黄瓜，分为黄色及绿色两种。口感清脆、爽口，常常用于制作意大利菜，可以焗烤、炒肉、凉拌。

材料			
西蓝花	150 克	罗勒	20 克（约 20 片）
花椰菜	150 克	迷迭香	1 枝
大蒜	5 瓣	橄榄油	30 毫升
辣椒	2 根	盐	少许
贝壳面	250 克	胡椒	少许
栉瓜	半根		

做法

1. 将西蓝花、花椰菜洗净，切成小块，备用。辣椒洗净，切成斜段，备用。
2. 将栉瓜洗净，切成片，备用。
3. 将罗勒洗净，去梗，迷迭香洗净，大蒜拍碎并切成末。
4. 准备一口锅，加入 2000 毫升水煮沸，放入贝壳面煮约 8 分钟。
5. 将煮贝壳面的水再利用，放入西蓝花块、花椰菜块，汆烫约 4 分钟。
6. 另准备一口热锅，加入橄榄油，开小火，放入蒜末爆香。
7. 放入汆好的西蓝花、花椰菜，撒上盐、胡椒，拌炒约 30 秒，再加入辣椒段。
8. 加入栉瓜，炒约 2 分钟。
9. 最后放入切碎的罗勒与迷迭香，炒约 30 秒。(不喜欢罗勒与迷迭香的可不放。)

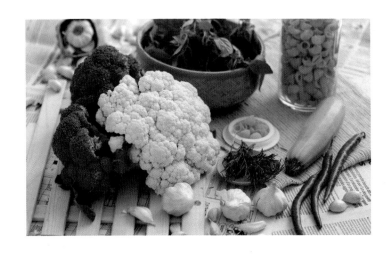

作用——利尿，健脾胃。

食愈功能——消除水肿，缓解脚气，化痰。

食用时机——病初愈体弱时。

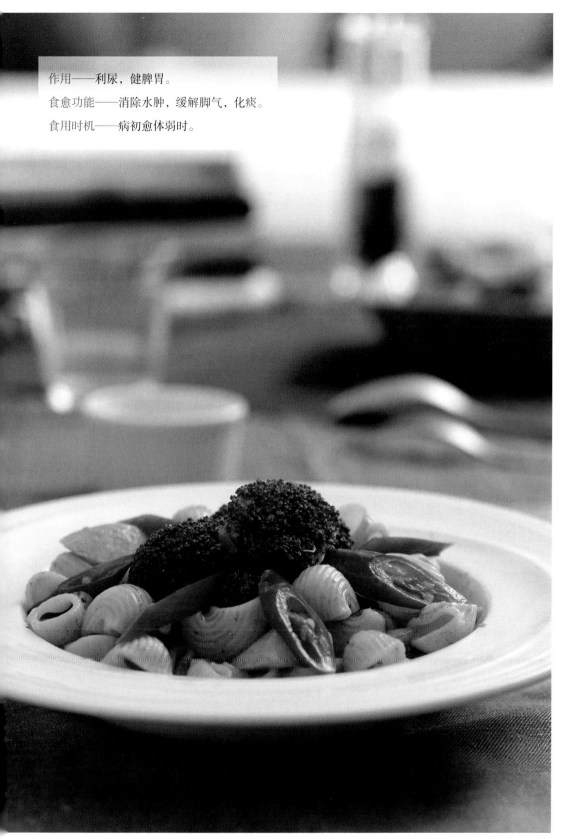

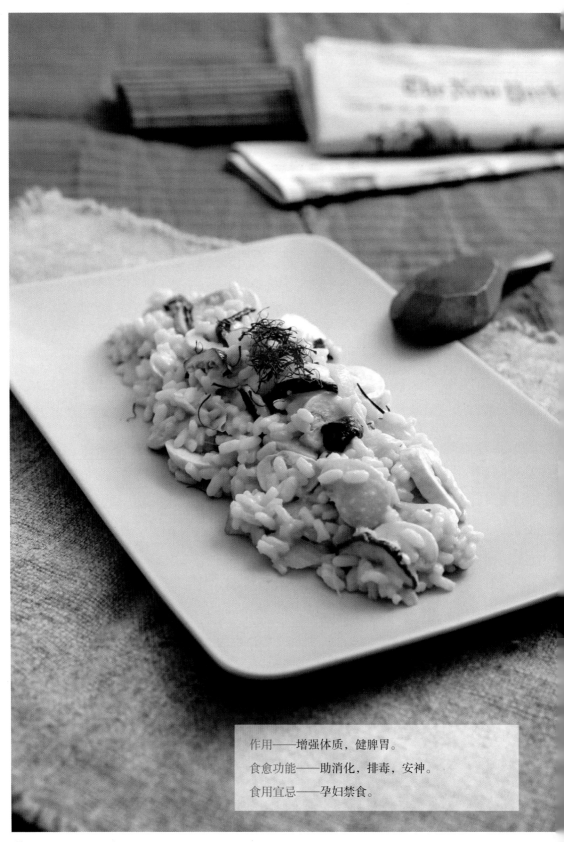

作用——增强体质，健脾胃。

食愈功能——助消化，排毒，安神。

食用宜忌——孕妇禁食。

番红花蘑菇炖饭

中世纪的欧洲人常使用番红花治疗呼吸道感染、猩红热、天花、癌症和哮喘。此外，番红花还被用来医治血液病和其他疾病，包括失眠、心脏病、胀气、痛风、慢性子宫出血、闭经、婴儿绞痛和某些眼病等。

材料

洋葱	1/4 个
意大利烩饭的米	200 克
蘑菇	6 个
香菇	2 个
大蒜	3 瓣
番红花	0.5 克
橄榄油	30 毫升
咸奶油	10 克
起司粉	20 克
四季豆	3 根
黑胡椒粉	1 小撮
米酒	适量
盐	0.5 克

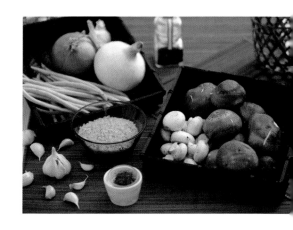

做法

1. 将洋葱洗净，切碎。将蘑菇、香菇洗净，切成片。将四季豆洗净，切成斜段。将大蒜去皮，拍碎成粒。
2. 准备一口锅，加入 1000 毫升水，加入意大利烩饭的米，煮至饭熟，加咸奶油及起司粉。（饭的软硬程度可依个人喜好酌量加水来调节。）
3. 起锅，加入橄榄油，以中火热锅，加入洋葱、蒜粒爆香，切记不要炒焦，淋上米酒，再放入四季豆续炒 2 分钟。
4. 放入蘑菇片、香菇片一起拌炒约 2 分钟，之后加入盐及黑胡椒粉。
5. 将做法 3 和做法 4 中的食材一起放入意大利烩饭里拌匀，再撒上番红花即可。

(5人份) 田园墨鱼

头足类海产品是海产品中除了鱼类之外的重要高蛋白海产品，其脂肪含量不到2%，富含 EPA、DHA、维生素 E 及牛磺酸等，适合爱美且怕胖者，是营养丰富的天然保健食品。

材料

胡萝卜	半根	白酒	5毫升
小黄瓜	1根	胡椒粉	少许
黄栉瓜	1根	盐	少许
西洋蓟	1颗		
蘑菇	10颗		
橄榄	4颗		
明虾	6只		
墨鱼	1只		
大蒜	2瓣		
黄油	20毫升		

作用——抗病毒，强化肝脏功能，保护视力，预防老年痴呆症。

食愈功能——对胃痛胃酸、胃出血、消化道出血、子宫出血等有疗效。

适用人群——老年人。

做法

1. 先起油锅，拍碎大蒜后入油锅爆香，将明虾放入油锅，炒约1分钟，撒上胡椒粉及少许盐，直至明虾外皮变成红色即可起锅，放凉后剥虾头去壳。

2. 将墨鱼洗净，去除软骨，以45°角纵切及斜切花刀，再切成块。将小黄瓜、黄栉瓜、西洋蓟切成一口可食的小块状，将每颗蘑菇都切成四等份，橄榄对半切开。

3. 将胡萝卜切成块。准备一口热锅，放入水后氽烫胡萝卜至半熟。倒掉水，用20毫升黄油拌炒胡萝卜1~2分钟（因为胡萝卜的一些营养素为脂溶性，用油炒食才能摄取）。

4. 另起油锅，热锅1分钟，将大蒜切碎后入锅爆香，再将做法2、做法3中的食材全部放入锅中，拌炒2~3分钟，接着撒上5毫升白酒，拌匀后即可起锅，然后将剥好的明虾放入盘中。

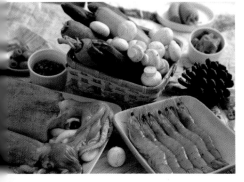

小贴士

Q: 如何挑选新鲜的墨鱼?

A: 一定要触摸墨鱼，以有弹性、无腥臭味的为好，表皮越透明越好，越不透明越有可能已经变质。

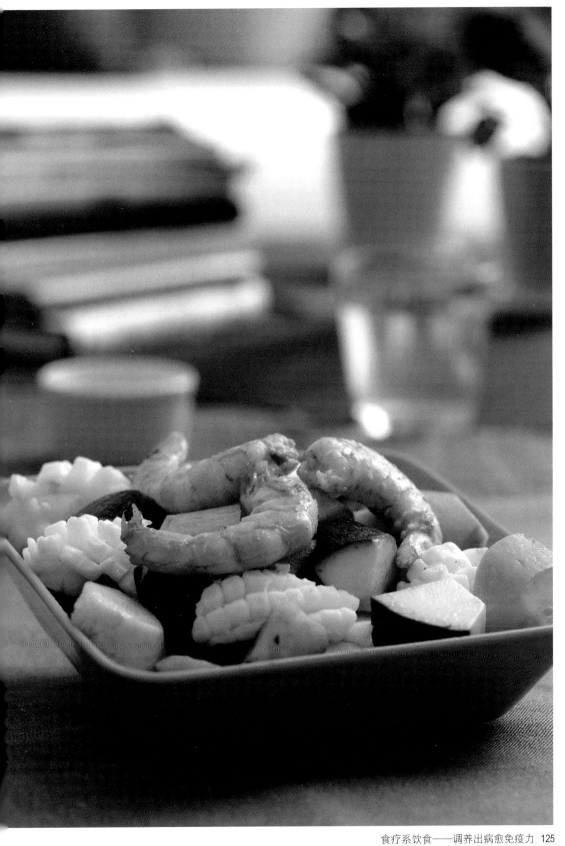

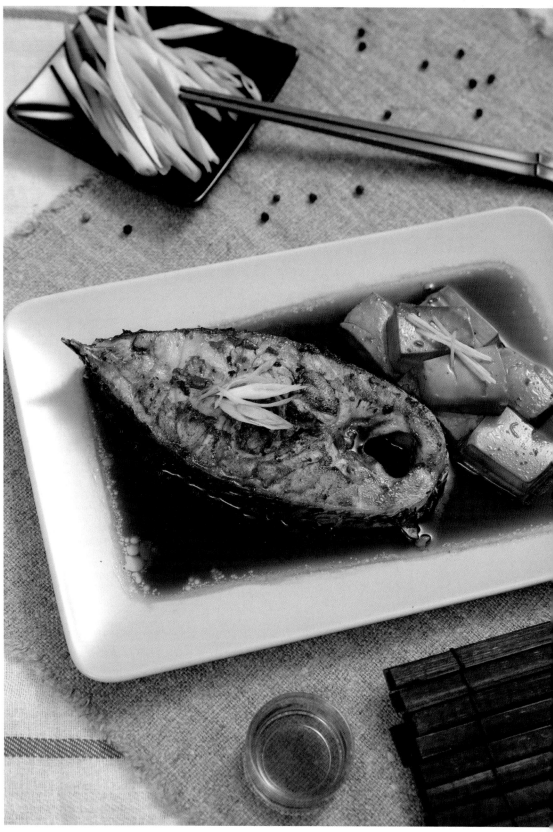

草鱼姜葱豆腐

草鱼宜选择单条质量在 500 克左右的为好，超过 500 克者肉质大多不够软嫩。秋季的草鱼最肥美，无论清蒸、油煎都十分美味。

材料

草鱼	450 克
姜	4 片（约 3 克）
葱	1 根
大蒜	4 瓣
豆腐	1 块
酱油	1 杯（237 毫升）
糖	40 克
米酒或绍兴酒	10 毫升
橄榄油	1/3 杯（79 毫升）

作用——促进血液循环，防治肿瘤，开胃滋补，抗衰老。

食愈功能——健身补血，补肝肾，补气养神。

适用人群——虚劳头痛、身体瘦弱、食欲不振者。

做法

1. 将豆腐切块备用。
2. 将 1/3 杯橄榄油稍加热，放入大蒜爆香后，取出大蒜。
3. 锅中放入草鱼，用中火煎正面约 5 分钟，然后翻面。
4. 加入豆腐块、酱油、糖、米酒，用中火再煎 5 分钟以入味。
5. 放入姜、葱后，用小火继续煎 2 分钟起锅。

小贴士

Q: 草鱼如何切最方便?

A: 因草鱼肉质细、纤维短，容易破碎，切鱼时应将鱼皮朝下，刀口斜入，最好顺着鱼刺，这样切起来更干净利落。因为草鱼的表皮有一层黏液，较滑，所以不太容易切。切鱼前若将手放在盐水中浸泡一会儿，切起鱼来，按住鱼的手就不容易打滑了。

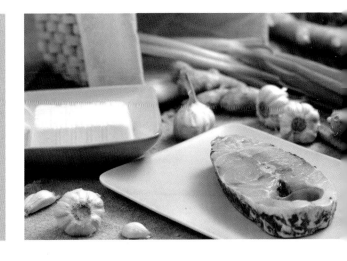

图书在版编目（CIP）数据

食愈力：一位癌愈者的私房餐 / 沈曼江著. --
杭州：浙江科学技术出版社，2017.1
　ISBN 978-7-5341-7281-6

　Ⅰ. ①食… Ⅱ. ①沈… Ⅲ. ①癌－食物疗法－食谱
Ⅳ. ①R247.1②TS972.161

中国版本图书馆CIP数据核字(2016)第214189号

著作权合同登记号　　图字：11-2016-316号
书名原文：本书通过四川一览文化传播广告有限公司代理，经帕斯顿数字多媒体有限
公司授权出版中文简体字版

书　　　名	食愈力：一位癌愈者的私房餐
著　　　者	沈曼江

出版发行　浙江科学技术出版社

　　　　　　杭州市体育场路347号　邮政编码：310006
　　　　　　办公室电话：0571-85176593
　　　　　　销售部电话：0571-85176040
　　　　　　网　　址：www.zkpress.com
　　　　　　E-mail：zkpress@zkpress.com

排　　版　陈慧欣
印　　刷　北京缤索印刷有限公司

开　　本	710×1000　1/16	印　张	9.5
字　　数	200 000		
版　　次	2017年1月第1版	印　次	2017年1月第1次印刷
书　　号	ISBN 978-7-5341-7281-6	定　价	38.00元

责任编辑　刘　丹　李骁睿　　责任校对　顾旻波
责任美编　金　晖　　　　　　责任印务　田　文

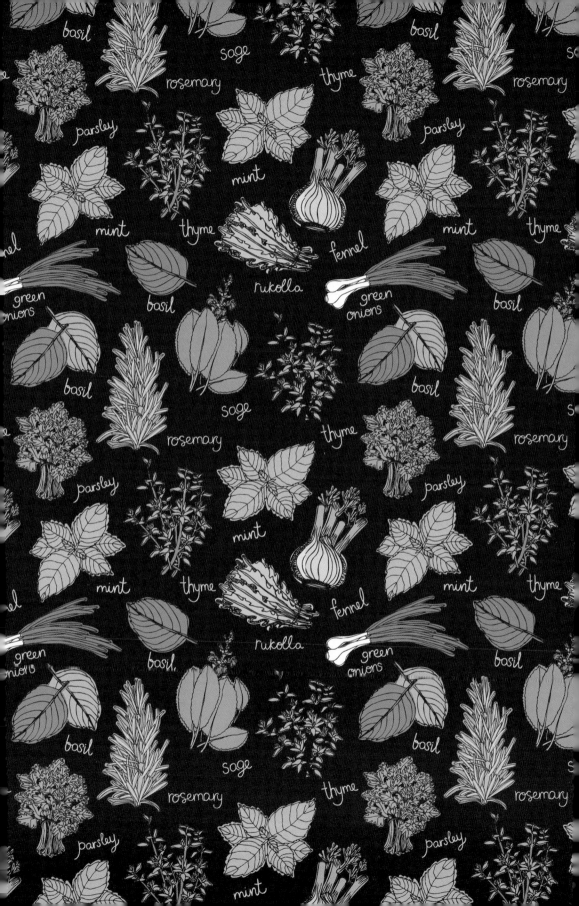

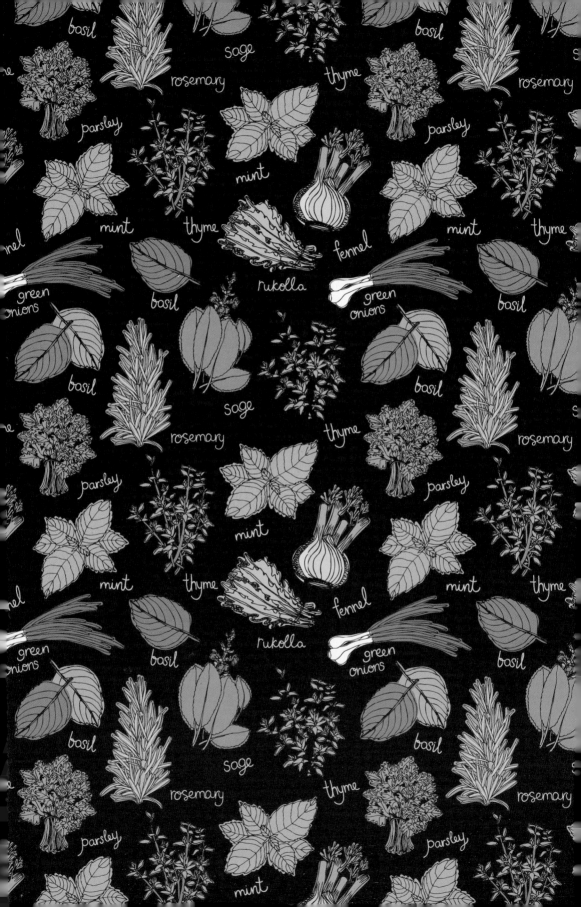

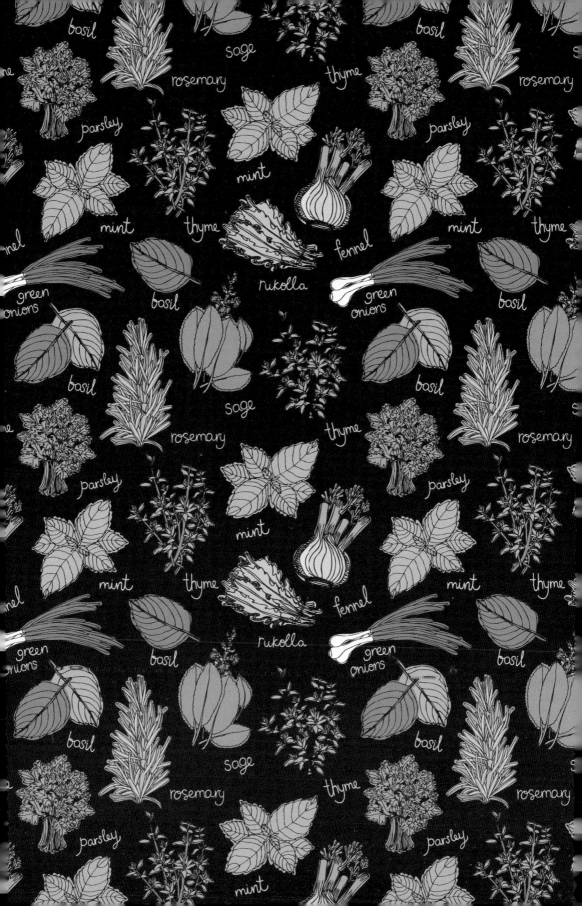

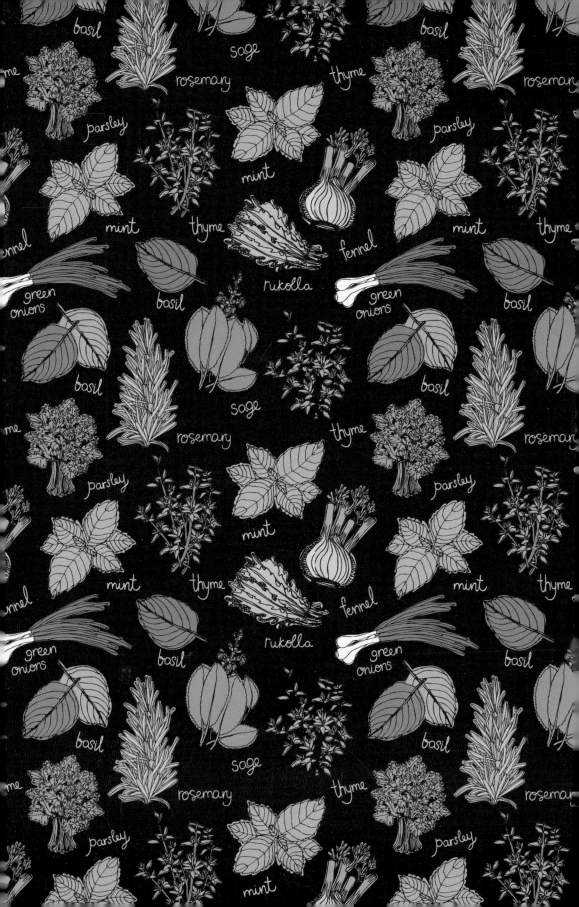